W0076530

Susanne Schmidt

Die Vorher-Nachher Frau

Zeppelin

1. Auflage 2009

ORIGINALAUSGABE

Copyright © 2009 Zeppelin Verlag GmbH − Postfach 800145,
70501 Stuttgart − www.zeppelin-verlag.de − Lektorat Janina Jentz
− Umschlaggestaltung zero München − Printed in EU

ISBN 978-3-933411-59-4

Inhalt

Vorwort

Sie haben ein Buch in der Hand, das von einer Frau geschrieben wurde, die ihr Leben radikal verändert hat. Sie war jahrelang sehr dick und ist jetzt schlank. Ich nehme an, dass auch Sie etwas in Ihrem Leben ändern wollen. Vielleicht wissen Sie noch nicht so genau, was Sie ändern wollen. Vielleicht hadern Sie, genau wie Susanne Schmidt vor drei Jahren, mit Ihrem Körper, Ihrem Gewicht.

Vermutlich fragen Sie sich, warum ausgerechnet dieses Buch Ihnen – im Gegensatz zu den drei Dutzend Büchern zu diesem Thema, die schon in Ihrem Bücherschrank stehen – helfen könnte. Susanne Schmidt würde sagen: Ein Buch kann Ihnen gar nicht helfen, wenn Sie sich nicht selbst helfen wollen.

Im Juni 2006 wog Susanne Schmidt 132 Kilogramm, war mit sich und ihrem Leben, soweit es durch das Gewicht beeinträchtigt wurde, sehr unzufrieden und glaubte nicht, dass sich daran noch viel ändern würde. Im Februar 2007 wog sie 75 Kilogramm und das tut sie noch. Und weil sie davon überzeugt ist, dass das jeder schaffen kann, organisiert sie Selbsthilfegruppen und Lauftreffs, hält Vorträge und steht abnehmwilligen Menschen in ganz Deutschland mit Rat zur Seite.

57 Kilo abzunehmen ist eine erstaunliche Leistung, aber es gibt immer wieder Menschen, die das schaffen. Warum also ein Buch von Frau Schmidt?

Sie ist zwar, zu Recht, sehr stolz auf das, was sie geschafft und erreicht hat, aber sie bleibt dabei sehr bodenständig und pragmatisch. Und wenn Sie gerade denken, ja, vielleicht probier ich es dann ja auch irgendwann mal mit flexibler Fettkontrolle, dann würde sie sehr ungeduldig mit Ihnen werden. „Irgendwann mal" ist zu spät. Sie hat sich selbst alle Ausreden abgewöhnt und lässt sie Ihnen nun auch nicht mehr durchgehen. Sympathisch macht sie, dass sie aber nie vergisst, wie schwer das ist.

Als ich das erste Mal nach Bredstedt fuhr, um mit Susanne Schmidt über dieses Buch zu sprechen, wurde ich herzlichst empfangen. Eine quirlige, fröhliche Frau, der die Geschichten nur so aus dem Mund sprudelten, bugsierte mich auf einen Gartenstuhl und versorgte mich mit Getränken: „Wollen Sie auch Wasser? Wasser ist so wichtig. Und Kaffee, ein großer Becher Kaffee, ja?" Glauben Sie mir, wenn sie sagt „großer Becher Kaffee", meint sie groß, sehr groß, eigentlich sind es zwei Becher. Wenn sie dieses Monstrum eines Bechers vor Sie hinstellt, merken Sie sofort, diese Frau nimmt sich, was sie will und braucht. Es ist kaum zu glauben, dass sie ein leuchtendes Beispiel für Diät und Verzicht sein soll. Aber diesen Irrtum klärt sie auch schnell auf: Es geht nicht um eine Diät und schon gar nicht um Verzicht. Ihr geht es immer um ein ‚Mehr' von etwas, war es früher mehr Essen, ist es jetzt ein Mehr an Lebensfreude und Lebensqualität.

Als ich sie frage, was denn das Schrecklichste am Dicksein gewesen wäre, fegt sie ihre Hand einmal durch die Luft und sagt sehr bestimmt: „Es gibt Schlimmeres!" Schlimmeres ist für sie Krankheit, Verlust, Tod. Dann wird sie nachdenklich: „Es ist schon eine wahnsinnige Einschränkung der Lebensqualität. Eigentlich war ich immer nur mit meinem Körper und meinem Gewicht beschäftigt. Jetzt genieße ich mein Leben so viel mehr." Und man kann ihr ansehen, dass sie meint, was sie sagt, wenn sie davon spricht, sich jünger zu fühlen, beweglicher, gesünder. Lachend erzählt sie von ihrem letzten Einkaufsbummel und wie sehr sie es genießt, jetzt all die Sachen tragen zu können, von denen sie immer geträumt hat. Und dann beschreibt sie mir ganz genau, wie die Handtasche aussieht, an der sie einfach nicht vorbei gehen konnte und grinst: „Dabei sind Handtaschen etwas, was man als Dicke ja auch massenhaft kauft – die passen immer."

Susanne Schmidt ist weder Ärztin noch Ernährungsberaterin, aber sie steht mitten im Leben. Wenn sie von fettarmer Ernährung spricht, ist das kein frommer Gedanke, es wird gleich konkret. Sie spricht von Gerichten, Zubereitungen, Lebensmitteln. „Dabei finde ich das Wort Ernährungsumstellung so schrecklich, das klingt so trocken und freudlos." Nur Diät, das klingt noch schrecklicher, da ist für sie das Scheitern immer gleich dabei. „Ich will doch Spaß am Essen und am Leben haben." Und weil Ernährungsumstellung trocken klingt und Diät nach Scheitern, hat sie mit ein paar Frauen aus ihren Selbsthilfegruppen ein Kochbuch zusammengestellt – voll schmackhafter, gesunder Gerichte. Und wieder bekommt sie diesen verschmitzten Gesichtsausdruck: „Und dabei koche ich nicht einmal gerne." Aber sie ist so oft nach Rezepten und einem Kochbuch gefragt worden, dass es eben leichter ist, das Buch zu machen, als alle Anfragen einzeln zu beantworten.

Spätestens seit ihren Auftritten bei Stern TV, bei denen sie an der Seite von Günther Jauch gezeigt hat, wie man Putenfleisch in Mineralwasser anbraten kann und darüber geredet hat, welche Sorgen und Nöte ein Mensch hat, der an Adipositas leidet, wird sie von Glückwünschen, Anfragen und Hilfegesuchen überrollt. Nach wie vor versucht sie jede E-Mail und jeden Anruf so schnell wie möglich zu beantworten. Auch weil sie weiß, wie verzweifelt man in einigen Situationen sein kann. Und immer wieder wird sie gefragt: „Wie haben Sie das geschafft?" Deswegen hat Susanne Schmidt dieses Buch geschrieben, damit jeder erfahren kann, dass es keine Zauberei ist, sondern nur eine Frage der Entschlossenheit und Motivation.

„Alleine hätte ich es ja auch nicht geschafft", sagt sie freimütig, „ich bin nicht gerade ein Muster an Willenskraft und Selbstdisziplin." Eine Kur in einer Fachklinik war der Auslöser, die Unterstützung durch ihren Sohn Christian unverzichtbar. Er hat ihr geholfen durchzuhalten, sie gelobt und jedes Kilo mitgefeiert. Als sie ihr Wunschgewicht hatte, wusste sie, dass es damit nicht getan war: „Die Schwierigkeit ist ja nicht nur abzunehmen, sondern dann auch das Gewicht zu halten."

Kurz entschlossen will sie eine Anzeige aufgeben, um Mitstreiter zu finden, zum Laufen, zur Unterstützung, um sich gegenseitig den inneren Schweinehund zu verjagen. Aus der kleinen Anzeige wird ein großer Artikel in der Lokalzeitung und statt einiger Weggefährten leitet Susanne Schmidt binnen kurzer Zeit mehrere Selbsthilfegruppen. Mit erstaunlichen Erfolgen. Viele Teilnehmer haben schon 10, 15 oder gar 30 Kilo abgenommen. Man merkt sofort, wie viel

Freude es ihr bereitet, anderen dabei helfen zu können, den gleichen Erfolg zu erleben. Die Erfahrungen in den Gruppen haben ihr aber nicht nur dabei geholfen, ihr eigenes Gewicht zu halten – sie kann dadurch auch sehr genau sagen, was einem beim Abnehmen im Weg stehen kann. „Es gibt immer wieder Frauen, die stehen auf und gehen, wenn ich sage, dass man auf das tägliche Stück Torte verzichten sollte, wenn man abnehmen will." Und wieder guckt sie sehr energisch: „Man muss es schon wirklich wollen, sonst wird das nichts."

Dabei ist ihr Ansatz für die Selbsthilfegruppen denkbar einfach: „Wenn ich es kann, können andere es auch." Und deswegen erzählt sie in ihrem Buch freimütig davon, warum sie es früher nicht konnte und wie und warum sie es dann schaffte. Die Tipps und Ratschläge, die sie gibt, haben ihr alle selbst geholfen. Es ist kein trockener Ernährungsplan, nur auf dem Papier entstanden, sondern ihr gelebtes Programm, das sie teilen will. Immer nach dem Motto: Wir schaffen das.

Janina Jentz

Janina Jentz ist Literatur- und Kulturwissenschaftlerin und arbeitet in Hamburg als freie Lektorin und Redakteurin. Sie hat Susanne Schmidt bei der Arbeit an diesem Buch begleitet und unterstützt. Seitdem brät auch sie ihr Fleisch in Wasser, verschiebt aber leider die letzte Zigarette noch immer auf morgen.

Danke

In den letzten zwei Jahren habe ich für mich Unglaubliches erreicht. Das hätte ich ohne die Hilfe einiger Menschen nie geschafft. Besonders möchte ich meinen Sohn Christian nennen, der mich immer wieder motiviert hat, durchzuhalten.

Mein Arzt Dr. Schelske hat mich nicht aufgegeben und mir die ausschlaggebende Kur verschrieben. Er hat mich über den ganzen Prozess des Abnehmens wunderbar begleitet.

Meine Ernährungsberaterin Frau Roth in der Spessart-Klinik in Bad Orb hat sich auch nach meinem Kuraufenthalt immer für meine Fortschritte interessiert und mich weiter motiviert und mit Tipps versorgt.

Viele andere Menschen haben mich unterstützt und sich mit mir gefreut, ich kann nicht alle nennen, aber sie wissen, wie sehr sie mir geholfen haben – vielen Dank Euch allen.

Susanne Schmidt

Wir schaffen das!

Wenn Sie dieses Buch in den Händen halten, könnte es sein, dass Sie denken, dass Sie das eine oder andere Kilo zu viel auf den Rippen (Hüften, Bauch, Po und / oder Oberschenkeln) haben. Das hatte ich die meiste Zeit meines Lebens auch und ich habe nicht vergessen, wie man sich damit fühlt. Ich bin meine überflüssigen Pfunde losgeworden und ich weiß, dass Sie das auch können.

Vorweg die schlechte Nachricht: Ich zaubere Sie nicht schlank, das müssen Sie selbst machen.

Die gute Nachricht: Ich kann Ihnen dabei helfen. Sie können das! *Wir schaffen das!*

Wir alle haben Dutzende von Diätbüchern gelesen, lassen Sie mich gleich sagen – dies ist keins. Ich gebe Ihnen Tipps und Ratschläge, wie Sie Ihre Ernährung umstellen können, um abzunehmen und Ihr neues Gewicht zu halten, und wie Sie trotzdem weiter mit Freude essen können. Warum ich auf diesen Unterschied so bestehe? Weil wir alle, jeder Einzelne von uns, Diäten hassen und weil ich das Leben liebe und finde, dass wir uns selbst lieben sollten. Ernährung ist ein so wichtiger und unvermeidbarer Bestandteil unseres Lebens, den wir uns nicht verderben lassen sollten. Essen kann und sollte Spaß machen.

Ich vermute allerdings, dass Essen auch bei Ihnen mittlerweile ein mit Schuldgefühlen beladenes Thema ist. Ernährung bedeutet mehr als die Nahrung, die Sie zu sich nehmen. Essen ist ein Teil Ihres Lebensgefühls, wie Sie sich ernähren, zeigt auch, wie sehr Sie sich mögen. Deswegen möchte ich Ihnen erzählen, wie Sie Ihr Gewicht reduzieren können, ohne sich zu kasteien und dabei das Essen genießen können.

Im Grunde liefere ich Ihnen in diesem Buch neben meinen Erfahrungen nur zwei Regeln und einen Rat:

- Nehmen Sie nicht mehr als 30 Gramm und nicht weniger als 20 Gramm Fett am Tag zu sich.
- Bleiben Sie in Bewegung, mindestens dreimal die Woche sollten Sie sich körperlich betätigen.
- Es wird nicht immer leicht, aber glauben Sie an sich, haben Sie Verständnis für sich, verzeihen Sie sich und **geben Sie nicht auf**: Wir schaffen das.

Im Verlaufe des Buches erzähle ich Ihnen, wieso ich dick geworden bin, was mir beim Abnehmen immer wieder im Weg stand und welche Hindernisse ich überwinden musste. Das erzähle ich Ihnen nicht, weil ich denke, dass dies so unglaublich besondere Erfahrungen sind. Im Gegenteil, ich glaube, dass diese Hindernisse bei uns allen so ähnlich sind, dass Sie oft genug denken werden: „Oh ja, das kenne ich gut." Und ich glaube, dass es umso leichter ist, diese Hürden zu überspringen, je besser wir sie verstehen. Und zum Glück sind wir nicht bei einem Wettkampf, wir dürfen auch mal um eine Hürde herumgehen, wenn es möglich ist.

Mit ganz praktischen Tipps will ich Ihnen bei Ihrer Ernährungsumstellung helfen. Keine Angst, das klingt genussfeindlich, muss es aber nicht sein. Sie sollen dabei durchaus noch Freude am Leben und am Essen haben. Wir verzichten nur auf wenig und verbessern viel. Behalten Sie immer im Hinterkopf: Wir wollen uns nicht geißeln, wir wollen unsere Lebensqualität und unser Körpergefühl verbessern. Dies ist ein positives Vorhaben, lassen Sie es uns mit Lust und guter Laune angehen. Schlechte Laune macht dick.

Denn eins dürfen wir nie vergessen, so sehr wir darunter leiden mögen, dass wir dick sind: Es gibt Schlimmeres. Und der Vorteil am Dicksein, ja Sie lesen richtig, der Vorteil: Wir können es ändern. Es ist manchmal schwer, es wird bestimmt kein Spaziergang, aber es ist keine unheilbare Krankheit. Es liegt nur in Ihrer Hand, ob Sie so weiterleben wollen oder ob Sie es ändern.

Schlank genieße ich mein Leben so viel mehr, es ist so viel schöner – und wenn es nur wäre, dass ich ohne schlechtes Gewissen essen kann und mir die Kleidung kaufen kann, die mir gefällt. Aber es hat auch noch so viele andere Vorteile, von denen ich Ihnen natürlich auch erzählen werde.

Ich bin weder Ernährungswissenschaftlerin noch -beraterin, keine Ärztin oder Psychologin. Das Einzige, was ich vorweisen kann: Es hat bei mir funktioniert, mit genau dieser Methode. Zu fast jeder wissenschaftlichen Erkenntnis finden Sie eine, die das genaue Gegenteil besagt. Deswegen kann und will ich Ihnen nicht sagen, was Sie tun und lassen müssen. Das können Sie wohl genauso wenig leiden wie ich. Ich kann und werde Ihnen nur sagen, was bei mir gewirkt hat. Und was mittlerweile bei vielen Teilnehmern meiner Selbsthilfegruppen auch funktioniert hat.

Ein kleiner Hinweis vorab: Sie können dieses Buch so

lesen und benutzen, wie Sie wollen. Die Ratschläge und Tipps sind von meinen Erfahrungen grafisch abgesetzt. Ignorieren Sie diese oder lesen Sie nur die Tipps. Oder lesen Sie diese, nachdem Sie meine Erinnerungen gelesen haben, das ist ganz Ihnen überlassen. So wie Sie selbst entscheiden können, auf welche Art Sie sich ernähren wollen, können Sie auch selbst entscheiden, wie Sie dieses Buch nutzen möchten. Im Anhang finden Sie ein paar meiner Lieblingsrezepte und die Fetttabelle, die Ihnen dabei hilft, sich eine gesunde, fettarme Ernährung nach Ihren Wünschen zusammenzustellen.

Was heißt denn nun eigentlich fettarme Ernährung?

Die meisten Deutschen essen täglich zwischen 100 und 150 Gramm Fett, allein durch die Reduzierung auf 30 Gramm Fett (= 30 Fettpunkte) sparen Sie bis zu 1.200 Kalorien ein. Deswegen können Sie durch die Kontrolle Ihres Fettverzehrs auch aufhören, wie besessen die Kalorien sämtlicher Lebensmittel zu zählen oder gar auswendig zu lernen. Wenn Sie sich fettarm ernähren, sparen Sie automatisch viele Kalorien ein. Und deswegen brauchen Sie auch nie hungrig zu sein, denn zum Beispiel Kartoffeln, Gemüse, fettarmes Fleisch, Marmelade und viele Leckereien können Sie durchaus in einem Maße zu sich nehmen, dass Sie mehr als satt und zufrieden sind.

Das sollte Sie aber nicht dazu verleiten, übermäßig viel zu essen, denn nach wie vor ist auch die Menge der Kalorien wichtig und nicht ganz außer Acht zu lassen. Natürlich ist es möglich, auch mit fettarmer Ernährung so viele Kalorien zu sich zu nehmen, dass Sie nicht abnehmen werden. Eine Frau in einer meiner Gruppen hat sich fettarm ernährt, ist immer unter den 30 Gramm Fett geblieben und verzweifelte immer mehr, weil sie nicht abnahm. Als ich nachfragte stellte sich heraus, dass sie am Tag 20 Brötchen mit fettarmem Aufstrich aß. Wenn Sie sehr unausgewogen, ungesund und kalorienreich essen, werden Sie nicht abnehmen. Aber wenn Sie sich **gesund und fettarm** ernähren, werden Sie mit Freude am Essen Ihr Gewicht reduzieren und dann halten können.

INFO – Die Grundregeln

1. Täglich 20–30 Gramm Fett

Nicht weniger, denn das braucht der Körper, um zu funktionieren. Nicht mehr, denn dann greift der Körper kein eigenes Fett an. Sie können mal zwei Tage Fett einsparen, um sich danach fettreichere Delikatessen zu gönnen. Über einen längeren Zeitraum funktioniert das nicht.

2. Bewegung

Mindestens dreimal die Woche, eine halbe bis ganze Stunde, möglichst jedoch täglich. Den richtigen Puls zur Fettverbrennung haben Sie, wenn Sie sich dabei gerade noch unterhalten können.

3. Geben Sie nicht auf

Auch wenn Sie einmal einen Rückfall haben, der wirft Sie vielleicht zurück, aber nicht aus dem Rennen.

„Morgen fange ich an ..."

Im Februar 2006 fuhr ich mit meiner Freundin Heidi nach Hamburg. Wir wollten uns das Ballett ‚Romeo und Julia' ansehen. In Heidis Gegenwart fühle ich mich wohl und denke nicht ständig über mein Gewicht nach. Sie sieht gut aus, ist schlank, trägt immer sehr schöne Kleidung, aber sie gibt mir nie das Gefühl, ihr unterlegen zu sein. Für diesen Ausflug gönnte ich mir extra einen neuen Anzug: anthrazit mit Nadelstreifen (die sollen ja angeblich schlank machen) und langer Jacke (das streckt). Heidi hatte so einen und sie sah darin immer fabelhaft aus. Ich hatte zur Sicherheit lieber nicht mehr in den Spiegel gesehen, nachdem ich mich umgezogen hatte. Meine gute Stimmung wollte ich mir nicht verderben, indem ich mich mit meinem so verhassten Spiegelbild konfrontierte. In Hamburg angekommen gaben wir im Hotel nur schnell die Koffer ab und gingen in die Oper hinüber. Das Ballett war wundervoll, auch wenn ich immer dachte, irgendwann müssen die doch mal anfangen zu reden. Den Abend genoss ich in vollen Zügen. Na ja fast, in der Pause aß ich lieber nichts, obwohl ich, wie Heidi, Hunger hatte. Aber wie so oft glaubte ich, dass die abfälligen Blicke der Leute noch stärker werden, wenn ich in der Öffentlichkeit esse. In solchen Situationen fühlte ich mich wie ein Straßenkind, das durch eine Fensterscheibe auf das Treiben der Reichen und Schönen schaut: Die können essen wann und was sie wollen und ich kann nur sehnsüchtig durch das Fenster zusehen. Wenn ich in der Öffentlichkeit aß, kam ich mir vor wie eine Ladendiebin, die beim Stehlen erwischt wird, die Blicke der Leute sind die Strafe, die moderne Form des Prangers.

Am nächsten Morgen trafen wir uns um halb neun Uhr, um zum Frühstück zu gehen. Unsere Zimmer lagen am Ende eines Flures und um zum Fahrstuhl zu kommen, musste ich an unzähligen Spiegeln vorbei gehen. Links und rechts hingen sie, einer neben dem anderen und sie bewirkten nicht, dass ich mich wie Alice im Wunderland hinter den Spiegeln fühlte. Nein, ich fühlte mich fürchterlich. Wie im Spiegelkabinett wurde mein Bild unzählige Male reflektiert. Ich vermeide mein Spiegelbild ja schon in einfacher Ausführung, aber hundertfach, das war mir zu viel. Heidi ging mit ihrem eleganten, beschwingten Gang und Kleidergröße 38 vor mir her und ich wollte mit meiner Größe 56 am liebsten auf die Knie heruntergehen, nur um meinem Anblick in den Spiegeln auszuweichen. Allerdings wäre ich vermutlich nicht wieder hochgekommen. Mir wurde fast schlecht und die Tränen stiegen hoch: So wollte ich nicht aussehen, wie ist mir das nur passiert und wieso um Himmels willen tue ich nichts dagegen?

Das Frühstück konnte ich nicht mehr genießen, was allerdings nicht dazu führte, dass ich weniger aß. Im Gegenteil, mein bewährtes Muster setzte ein und das Frustessen begann. Morgen – nahm ich mir vor – morgen, dann würde ich endlich, endlich etwas gegen diese Speckberge tun.

Morgen ist immer zu spät

Veränderungen, Entscheidungen oder die Umsetzung von Entschlüssen auf morgen aufzuschieben, ist typisch für Suchtverhalten. Ich werde anfangen, gesünder zu essen, fettarm zu essen, zu laufen – aber erst morgen, erst nach der Goldenen Hochzeit von Tante Ulla, erst nach Weihnachten, nach Ostern, erst nach dem Geburtstag von Heinz. Ich fange damit an, aber erst wenn es nicht mehr so stressig ist, wenn es nicht mehr so ruhig ist, wenn der Urlaub vorbei ist, wenn ich das nächste Mal Urlaub habe, erst wenn …

Die Ausreden sind vielfältig, und glauben Sie mir, ich kenne sie alle. Hören Sie auf, einen besseren Zeitpunkt zu suchen, es gibt keinen besseren als jetzt, heute, sofort! Worauf auch immer Sie warten, es wird nicht kommen. Also können Sie genauso gut sofort damit beginnen, sich anders zu ernähren. Warten Sie nicht darauf, dass nichts mehr passiert. Wenn nichts passiert, sind Sie tot. Fangen Sie nicht morgen an, sondern **jetzt!**

Natürlich fing ich nicht morgen an, wieder einmal „kam mir etwas dazwischen". Aber ein paar Monate später sagte mein Arzt wegen meiner mittlerweile immer stärker werdenden Beschwerden zu mir: „Warum machen Sie nicht eine Kur?" Ich lächelte müde, denn ich glaubte keine Sekunde, dass mir drei Wochen Kuraufenthalt bei einem Gewicht von 124 Kilo und über 50 Kilo Übergewicht eine Hilfe sein könnten. Ich war dick, 50 Jahre alt, in den Wechseljahren und fühlte mich hässlich. Mein Zug war längst ohne mich abgefahren. Trotzdem stimmte ich zu, denn ich verreise gerne und eine Kur erschien mir wie ein Urlaub, der zum Teil von der Krankenkasse bezahlt wird. Und außer Pfunden hatte ich wirklich nichts mehr zu verlieren. Überraschenderweise übernahm die Krankenkasse auch fast problemlos die Kosten. Also fuhr ich im Sommer 2006 in die Spessart-Klinik nach Bad Orb und – nahm dort ab, in diesen drei Wochen allein 12 Kilo. Nur durch die flexible Fettkontrolle und Bewegung. Als ich nach Hause kam, machte ich weiter, weil das Konzept so einfach und schlüssig war. Und ich nahm ab und ab und ab. Sechs Monate nach dem Kurantritt hatte ich 50 Kilo abgenommen und Ende Januar 2007 waren es 57 Kilo. Nun wog ich nur noch 75 Kilo und hatte einen BMI von 27. Das ist in meinem Alter Normalgewicht – ICH hatte Normalgewicht, unglaublich.

Aber das wirklich Unglaubliche ist, ich halte dieses Gewicht seitdem und glaube fest, dass ich es weiter halten werde. Nicht einfach so, aber weil ich es will und weil ich weiß, dass ich weiter und für den Rest meines Lebens daran arbeiten muss.

Und nun zu Ihnen: Wenn ich es kann, können Sie es auch. Mein Durchhaltevermögen und meine Willenskraft waren nie sonderlich stark ausgeprägt, aber ich habe es geschafft und dann schaffen Sie das auch. Wir schaffen es. Ich sage „wir", weil ich die Erfahrung gemacht habe, dass man es zwar allein wollen muss, aber dass es zu zweit, zu dritt, in Gruppen so viel leichter ist, durchzuhalten. Suchen Sie sich Hilfe, Unterstützung und Weggefährten, wo Sie können. Sie entscheiden allein, dass Sie abnehmen wollen, aber Sie müssen nicht alleine abnehmen. WIR schaffen das.

Natürlich geschieht das nicht nebenbei, ich verspreche

Ihnen keine Wunder und auch keinen sonnigen Spaziergang, an dessen Ende Sie plötzlich schlank sind, quasi ohne etwas dafür getan zu haben. Aber es gibt Dutzende guter Gründe durchzuhalten. Nicht alles in meinem Leben hat sich dadurch geändert, dass ich nun schlank bin. Aber es ist ein völlig neues Lebensgefühl: Ich bin beweglicher und genieße das Essen wieder ohne Schuldgefühle. Ich fühle mich verjüngt und sehe auch so aus. An meinem 53. Geburtstag sagte mein Sohn Christian ganz charmant: „Mama, du hast es geschafft nicht ein Jahr älter zu werden, sondern 15 Jahre jünger." Morgens gucke ich gerne in den Spiegel und beginne den Tag viel fröhlicher. Mein Selbstbewusstsein ist größer und ich schäme mich nicht mehr, das Haus zu verlassen, denn ich fühle mich akzeptiert und will mich nicht mehr verstecken.

Machen Sie sich ruhig sehr drastisch klar, wie wenig Sie zu verlieren und wie viel Sie zu gewinnen haben. Es wird Sie immer wieder motivieren, dieses Mal durchzuhalten.

Wie halte ich durch?

Wichtig ist, dass Sie sich immer wieder aufs Neue selbst motivieren können. Stellen Sie sich vor, was Sie gewinnen können: Mit einer ausgewogenen, fettarmen Ernährung und etwas Sport können Sie Ihr Leben, Ihre Figur, Ihre Beweglichkeit, Ihre Blutwerte, Ihr Selbstwertgefühl, den Inhalt Ihres Kleiderschrankes, die Akzeptanz Ihrer Person durch Ihre Umgebung und Ihr Lebensgefühl radikal verbessern. Alle diese Veränderungen, ja jede einzelne ist es wert, durchzuhalten.

Jahrelang bekam ich beim Arzt immer wieder die Diagnose „Adipositas", auch wenn ich wegen Halsschmerzen, Fieber oder eines Hautausschlags kam. Als ob ich einen Arzt gebraucht hätte, um zu erfahren, dass ich dick bin.

Stellen Sie es sich ganz bildlich vor: Wenn Sie schlank zum Arzt gehen, wird er nie wieder sagen: „… kein Wunder bei Ihrem Übergewicht!" und Adipositas diagnostizieren. Nein, er verschreibt Ihnen ein Mittel gegen Halsschmerzen.

Sie können sich die Kleider kaufen, die Sie tragen möchten, und hören nie wieder den Satz „Diese Größe führen wir nicht!" mit einer Betonung, als ob es unter der Würde der Verkäuferin wäre, Sie zu bedienen.

Wenn Sie in der Öffentlichkeit etwas essen, wünscht Ihnen jeder „Guten Appetit!", anstatt Sie vorwurfsvoll anzusehen.

Sie lassen sich im Theater oder im Flugzeug bequem auf einem Sitz mit Armlehnen nieder und haben keine Angst, stecken zu bleiben, sondern können die Aufführung oder den Flug genießen.

Stellen Sie sich vor, wie sich Männer auf einmal wieder zuvorkommend und hilfsbereit verhalten, anstatt Sie im besten Fall zu ignorieren.

Vermutlich stellen Sie sich das alles schon seit Jahren vor, so wie sich andere Menschen vorstellen, was sie mit ihren Lottomillionen machen würden – ohne je einen Tippschein auszufüllen. Aber denken Sie daran: Dieser Lottogewinn liegt in Ihrer Hand, Sie müssen es nur tun. Dieses Buch ist ihr Tippschein, ausfüllen müssen sie ihn aber selbst. Stellen Sie sich Ihre schlanken Bilder vor, damit Sie wissen, warum Sie etwas in Ihrem Leben ändern wollen und WERDEN.

Wenn ich schwankend werde und zu gerne zum Kühlschrank gehen würde, um mich vollzustopfen, hole ich mir die Bilder hervor, die mich motivieren: Der Ball, auf dem ich das tolle Kleid, oder die Party, auf der ich die coole enge Hose tragen will. Im nächsten Sommer will ich endlich wieder im Badeanzug am Strand sitzen, und die Reise im nächsten Frühjahr möchte ich unbeschwert (im wahrsten Sinne des Wortes) genießen.

Überlegen Sie sich, was Sie schlanker gerne tun würden, und stellen Sie es sich bildlich vor. Setzen Sie sich Ziele, die Sie erreichen möchten. Und denken Sie immer daran: Sie können das. Brauchen Sie noch mehr Motivation? Schauen Sie auf meine Seite – *www.niewiederdick.info* – und schreiben mir. Ich helfe Ihnen gerne weiter.

„Iss was Gutes, dann geht es dir gut."

Wenn Sie glauben, dass Sie gut einige oder sogar ein paar mehr Kilos loswerden könnten, dann hilft es Ihnen vielleicht sich klar zu machen, wann und warum Sie diese Pfunde überhaupt erst zugelegt haben. Wann und warum sind Sie übergewichtig geworden? Wurden Sie im Laufe der Jahre kontinuierlich dicker oder gleicht Ihre Gewichtskurve einer Achterbahn? Ich war nicht immer dick, aber immer wieder kamen die Pfunde so regelmäßig zu mir zurück, dass ich mich auch in meinen schlankeren Zeiten meist als Dicke wahrgenommen habe. Das liegt meiner Meinung nach auch daran, dass ich schon als Kind gelernt habe falsch zu essen, das Falsche zu essen und aus den falschen Gründen zu essen.

Denn als ich im Mai 1955 geboren wurde, wog ich gerade mal fünf Pfund. Das ist für heutige Verhältnisse ein ziemlich mickriges Baby. Als Erstgeborene war ich die verhätschelte Prinzessin, die die ungeteilte Liebe und Beachtung von Eltern, Großmüttern, Onkeln und Tanten hatte. Auch wenn diese Aufmerksamkeit die eine oder andere Süßigkeit beinhaltete war ich weit davon entfernt, ein dickes Kind zu sein oder zu werden. Als vier Jahre später mein Bruder Stefan geboren wurde, wackelte mein Thron jedoch gewaltig. Nun war er der Kronprinz. Und weil die Liebe meiner Mutter durch Mund und Magen ging, wurde mein kleiner Bruder immer dicker und mit zwölf Monaten konnte er kaum noch aus den Augen gucken. Das störte damals allerdings niemanden: Ein pummeliges Kind ist ein glückliches und gesundes Kind. So können auch die Nachbarn gleich sehen, dass die Eltern sich gut um ihr Kind kümmern. Diese Fürsorge bestand sehr oft aus Süßigkeiten.

Meine Eltern waren beide mit ihren Müttern und Geschwistern nach dem Zweiten Weltkrieg aus Ostpreußen, beziehungsweise Pommern, in den Westen nach Bredstedt geflüchtet. Ihre Kindheit und Jugend war relativ sorgenfrei verlaufen und sie hatten bis zum Zweiten Weltkrieg ein gutes Leben gehabt. Aber während des Krieges und als Flüchtlinge im Westen waren die Zeiten entbehrungsreich. Natürlich kompensierten sie den erfahrenen Mangel, indem sie uns fleißig fütterten: Ihre Kinder sollten keinen Hunger leiden. Man wollte zeigen, dass es einem nun wieder besser ging und man sich das gute Essen leisten konnte. Wir waren mitten in der großen „Fresswelle" und letztendlich wurde ich von dieser Welle überrollt.

Anfänglich allerdings wollte ich nicht so recht an Gewicht zulegen und so bekam ich das damalige Allheilmittel – Rotbäckchensaft, ein Traubensaft für Kinder, der den Appetit anregen sollte. Und das tat er. Langsam aber sicher wurde ich dicker und dicker. Das lag natürlich nicht am Saft allein. Weil ich „groß und stark" werden sollte, wurde bei jeder Mahlzeit mein Teller voll gehäuft, und ich durfte den Tisch erst verlassen, wenn mein Teller leer gegessen war. Manchmal saß ich stundenlang vor dem immer kälter werdenden Essen und musste mir die Sprüche meiner Mutter anhören: „Sei froh, dass du so gutes Essen bekommst, andere haben gar nichts. Weißt du eigentlich, wie viele Kinder auf der Welt verhungern?" Das mochte ja stimmen, interessierte mich in dem Moment aber überhaupt nicht. Heute kommt es mir in meiner Erinnerung so vor, als hätte ich mehr kalte als warme Kartoffeln gegessen.

Und es zeigte seine Wirkung. Mein Magen verkraftete immer größere Portionen, mein Kopf wollte sie irgendwann auch, nur mein Kalorienbedarf stieg „erstaunlicherweise" nicht. Nun hatte meine Mutter auch mir ihr Dauerthema Übergewicht vererbt, vielmehr anerzogen. Sie meinte es nicht böse und wusste es nicht besser, aber so hat sie mir das Grundthema für die nächsten 45 Jahre meines Lebens vermacht.

Wir lebten in einem kleinen Häuschen mit nur 45 Quadratmetern Wohnfläche, aber es hatte einen Garten, der bestimmt 600 Quadratmeter groß war. In dem baute meine Mutter Obst und Gemüse an. Es gab zum Beispiel Mohrrüben, Erbsen, Kartoffeln und, wie ich fand, zu allem Überfluss auch 34 Johannisbeersträucher. Die ersten zwei Wochen der Sommerferien verbrachten mein Bruder und ich damit Johannisbeeren zu ernten. Meine Mutter stand den ganzen Tag am Entsafter und füllte unzählige Flaschen mit Johannisbeersaft. Neben Milch und Tee war dieser Saft das Einzige, was es bei uns zu trinken gab und egal wie viel Zucker ich dazugab, er war immer zu sauer. Überhaupt war unsere Ernährung durch das bestimmt, was der Garten hergab, und entsprechend ausgewogen und gesund. Gemüse und Kartoffeln aus dem Garten, manchmal Nudeln, manchmal ein Stück Fleisch oder Fisch dazu. Mein Lieblingsessen waren Kohlrouladen. Zum Glück war Hackfleisch noch einigermaßen günstig und Kohl hatten wir im Garten. Meine Mutter machte immer gleich einen riesigen Topf voll. Oft gab es Gemüsesuppen, in die für jeden genau ein Würstchen hineinkam. Alles gute, nahrhafte und nicht besonders fette Mahlzeiten.

Dass wir alle immer dicker und dicker wurden, lag also auch an den Mengen, die wir aßen. Und an den Naschereien. Schokolade wurde als Belohnung und vor allem als Trost verteilt.

Es wurde mir regelrecht antrainiert: So wie wir auf die Toilette gehen, wenn die Blase drückt, so wird Nahrung die automatische Reaktion auf Kummer und Sorgen. Diese Verhaltensweise war auch bei mir irgendwann so tief verwurzelt, dass es scheinbar kein Entkommen gab. Um dieses Verhalten beenden zu können, musste ich mir sehr bewusst machen, was ich da eigentlich tat. Ich fragte mich, hilft mir das Essen denn? Das tat es ja nur kurz oder gar nicht. Im Gegenteil, ich wurde immer unglücklicher, weil ich immer dicker wurde und mich immer weniger leiden konnte.

Auch wenn wir die Leidenschaft zum Essen und für Naschereien teilten, das Verhältnis zu meiner Mutter war leider oft sehr angespannt. Sie fixierte sich zunehmend auf meinen Bruder, und ich rutschte immer weiter in den Hintergrund. Von mir, der Älteren, wurde stets erwartet, dass ich auch die Vernünftigere bin. So war ich der Blitzableiter für fast alles. Selbst wenn mein Bruder Mist baute, ich bekam den Hintern versohlt. Schließlich hätte ich auf ihn aufpassen sollen: „Du bist die Ältere, achte auf das, was er tut, kümmere dich um ihn." Es gab immer weniger Momente, in denen ich mich wirklich geliebt fühlte. Zu meinem Vater hatte ich einen besseren Draht. Doch auch er war gelegentlich unbeherrscht und launisch. Bei seiner Arbeit als Postbeamter musste er sich immer hundertprozentig korrekt verhalten. Wenn er dann mal frustriert nach Hause kam, explodierte er, und auch für ihn war ich dann das Ventil. Meinen Bruder hat meine Mutter davor beschützt. Wenn ich dann weinend in meinem Zimmer auf dem Bett lag, kam er zwar zu mir, um sich zu entschuldigen, aber dann war es natürlich zu spät. Ich war längst vor lauter Unglück am Kühlschrank gewesen oder hatte mir Schokolade geholt.

Wenn die Auseinandersetzungen zu Hause wieder einmal zu schlimm wurden, fuhr ich mit dem Fahrrad zu meiner Großmutter in den nächsten Nachbarort, um mich auszuweinen. Sie tröstete mich, nahm mich in den Arm, drückte mich an ihre warme, breite, weiche Brust und sagte: „Komm, iss ein Stück Schokolade, dann wird das schon wieder." Heute verstehe ich, dass meine Mutter an mich nur die Verhaltensweisen weitergegeben hat, die sie auch schon zu Hause gelernt hatte.

Dass diese Form der Stressbewältigung und des Trostes unschöne Folgen haben kann, musste ich schon im Kindergarten erfahren. Hier geschah es das erste Mal, dass ich mich zurückgewiesen fühlte, weil ich dick war. Es war kurz vor meiner Einschulung. Wir Kinder sind immer in einer großen Gruppe zum Kindergarten gegangen. Natürlich blödelten wir fürchterlich herum und machten allerhand Unfug. Eigentlich kamen wir immer lachend und einige Minuten zu spät bei der heiß geliebten Tante Annemarie an.

Als wir wieder einmal zu sehr herumtrödelten, sah uns eine der Mütter und rief ärgerlich: „Lauft mal schneller, sonst schimpft die Tante." Erschrocken rannten wir los. Das Tempo der anderen konnte ich aber nicht mithalten. Als ich ein, zwei Minuten später schnaufend ankam, standen die anderen schon dort, waren längst wieder bei Atem, und zeigten lachend mit dem Finger auf mich. Es war unglaublich demütigend. Ich schämte mich fürchterlich und war sehr verletzt. Als ich weinend meiner Mutter davon erzählte, meinte sie nur, „Mach dir nichts aus dem, was die anderen sagen," und gab mir ein paar Bonbons. Die halfen dann auch ein wenig über den Schmerz hinweg.

Ostern 1962 wurde ich dann eingeschult. Bei schönem Wetter stapfte ich in meinem besten Kleidchen und mit der selbst gebastelten Schultüte, die voller Leckereien war, los. Eigentlich ging ich gerne zur Schule. Rechnen, Schreiben und Lesen fiel mir leicht und machte Spaß, wäre da nur nicht das verhasste Fach Sport gewesen.

Jede Woche sprangen die anderen Kinder beim Turnen leicht über den Bock und ich rannte dagegen. Die anderen schwangen elegant am Reck und ich hing wie ein schlaffer Sack an der Stange. Die anderen fingen Bälle und ich sah ihnen nur hilflos hinterher. Laufen, Springen und Hürdenlauf, immer blieb ich mit zwei, drei weiteren Dicken weit hinter den anderen zurück. Bockspringen, Stufenbarren und Kasten, alles Geräte, auf die ich nicht mal hinaufkam. Ganz zu schweigen davon, auch noch darüber zu springen. Ich hasste jede Minute. Von den Lehrern war keine Hilfe zu erwarten. Kinder wie ich wurden im besten Fall übersehen, im schlimmsten Fall der Lächerlichkeit preisgegeben. Am grauenhaftesten waren Mannschaftssportarten wie Völker- oder Volleyball, denn da wählten zwei der besten Sportler abwechselnd ein Mitglied für ihr Team. Während ein Name nach dem anderen aufgerufen wurde, saß ich mit einem dumpfen Gefühl im Bauch da. Ich fühlte mich wie ein ausgesetzter Straßenhund, den niemand losbinden will. Immer wusste ich, ich würde mit ein, zwei weiteren dickeren Kindern am Ende übrig bleiben. Ich war wieder einmal der Restposten auf dem Grabbeltisch. Als ich älter wurde, bekam ich wundersamerweise meine Monatsblutung jede Woche. Wahlweise hatte ich Kopfschmerzen oder andere Wehwehchen, Hauptsache ich musste nicht mitturnen. Auch darum haben sich die Lehrer nicht gekümmert. Während des Schulsports wuchs in mir nicht nur das Bild, dass ich zu dick sei, sondern auch das, dass ich schlank natürlich sofort viel glücklicher und ungeheuer sportlich wäre.

Heute würde ich sagen, dass ich unsportlich gemacht wurde, denn auch mit Bäuchlein war ich zum Beispiel immer sehr gelenkig. Gymnastik konnte ich zum Beispiel sehr gut, aber die wurde nur ein paar Mal im Jahr betrieben. Erfolgserlebnisse hatte ich im Sport nie. Kein Wunder, dass dicke und unsportliche Kinder schnell aufgeben und keine Bewegungsfreude entwickeln. Wenn mir damals jemand gesagt hätte, dass ich eines Tages auch nur ein bisschen Spaß an Bewegung haben würde, ich hätte laut gelacht.

Meinen Eltern konnte ich von diesen Ängsten nichts erzählen. Lehrer waren für Zucht und Ordnung zuständig und Autoritätspersonen, deren Verhalten nicht hinterfragt wurde. Ich tat das ja selbst auch nicht und hatte das Gefühl, dass es durchaus gerechtfertigt sei, uns dickere Kinder einfach links liegen zu lassen. Also verdrängte ich meinen Kummer und meine Sorgen auf sehr bewährte Weise: mit dem Weg zum Kühlschrank. Der Satz, den ich schon als Fünfjährige gelernt hatte, wurde zu meinem Hilfsmantra: „Iss was Gutes, dann wird alles wieder gut." Essen war die Hilfe gegen den Kummer, der durch das Dicksein verursacht wurde. Dass das auf Dauer nicht gut gehen konnte, liegt auf der Hand.

Aber das Leben bestand zum Glück ja aus mehr als Schulsport. Es gab auch viele sehr schöne Momente. Mit den Nachbarkindern bildete ich eine verschworene Gemeinschaft, in der ich nicht herablassend behandelt oder belächelt wurde. Und auch in der Beziehung zu meiner Mutter gab es bessere und schlechtere Phasen. Im Nachhinein würde ich sagen, dass es davon abhing, wie es um den Haussegen meiner Eltern stand. Wenn sie sich stritten, fixierte sich meine Mutter sehr auf Stefan, der ihr Ein und Alles war. Wenn es in der Ehe gut lief, kamen meine Mutter und ich auch besser miteinander aus.

Da meine Eltern fast nie Besuch bekamen und auch sehr selten ausgingen – was wohl hauptsächlich an meinem Vater lag, der lieber in Ruhe ein Buch las als unter vielen Menschen zu sein – war der 30. Dezember immer ein besonderer Tag. Meine Mutter hatte Geburtstag und lud Freundinnen ein, die sie noch aus ihrem Heimatort in Pommern kannte. Mein Vater ist dann früh schlafen gegangen, woanders konnte man in unserem kleinen Häuschen ja nicht hin, und auch Stefan und ich lagen, wie immer um diese Zeit, schon oben in unseren Betten. Aber wir konnten nicht schlafen sondern kicherten leise, um den Vater nicht zu stören, im

Bett und warteten. Wenn die Freundinnen dann so gegen zehn Uhr gegangen waren, gingen mein Bruder und ich leise die Treppe wieder hinunter und guckten meine Mutter mit großen Augen an: „Und? Hat Lisa wieder welche mitgebracht?" Lisa war die Freundin, die mit Eberhard Kinsky verheiratet war, der eine große Schlachterei hier am Ort hatte. Als Geschenk brachte sie jedes Jahr einen sehr, sehr großen Sack voller Wiener Würstchen mit. Darin waren bestimmt 30, 40 Stück. Und natürlich hatte sie wieder welche mitgebracht und wir durften gleich im Schlafanzug ein Würstchen essen. Sylvester gab es dann für jeden so viele Würstchen, wie er essen konnte. Was für ein Fest, sonst wurde Fleisch und Wurst immer zugeteilt. Solche Ausschweifungen waren bei uns recht selten, da das Geld nicht besonders reichlich war.

Sonderwünsche mussten oft lange erkämpft werden. Ich hatte damals einen, den ich heute nur noch schwer verstehe. Unter den Kindern in der Siedlung war eine besonders gute Freundin. Martina, klein und mit roten Haaren. Wir spielten fast jeden Tag miteinander. Als wir zehn Jahre alt waren hatte sie schon einen so großen Busen, dass sie einen BH tragen musste. Also wollte ich natürlich auch einen und bettelte bei meiner Mutter: „Mutti, bitte kauf mir einen BH, ich brauche dringend einen BH." Anfangs lachte sie nur: „Du brauchst keinen, da ist doch nichts." Womit sie auch Recht hatte, da war nichts, und ein BH für nichts war noch nicht erfunden. Damals gab es noch keine Push-Ups, kein Hauch von Spitze oder Raffinesse. Die Dinger waren damals sehr schlicht und so hässlich, dass mir heute völlig schleierhaft ist, warum ich unbedingt so ein Teil haben

wollte. Nach einigen Wochen hat meine Mutter doch nach-
gegeben und kaufte mir den ersehnten BH. Sie und die Verkäuferin lächelten sich amüsiert zu, und ich ging stolz mit
der kleinsten Größe nach Hause. Auch die musste ich zwar
noch mit Taschentüchern ausstopfen, aber ich hatte meinen
ersehnten BH. Damit war ich eine Frau. Vielleicht wollte
ich ihn unbedingt haben, weil ich glaubte, mich als ‚Frau‘
vor den Verletzungen und Zurückweisungen zu Hause und
in der Schule besser schützen zu können? Häufig genug sind
Rollen, die wir einnehmen – auch ‚die Dicke‘ ist ja eine
Rolle – ein Panzer, der Verletzungen abwehren soll. Dann
ist das was mir geschieht, nichts was wirklich ‚mir‘ passiert,
sondern es passiert ja nur der Rolle, die ich einnehme. Auch
Fett kann eine solche Schutzschicht sein.

Weil das Geld so knapp war, bekam ich, bis ich 16
wurde, nur fünf Mark Taschengeld im Monat – das reichte
gerade mal für meine Schulhefte. Doch alle vier Wochen
durfte ich bei einer Familie in der Nachbarschaft babysitten.
Das Ehepaar ging, für mich völlig unbegreiflich, Samstag
Abend zu Freunden. Am frühen Abend kam ich und brachte
die Kinder ins Bett. Auf den Tisch hatten mir die Eltern Süßigkeiten in einer Menge gestellt, als ob ich mit der ganzen
Familie gekommen wäre. Ich konnte fernsehen, so lange ich
wollte, und dann bezahlte man mir auch noch fünf Mark
dafür. Das war wahnsinnig viel Geld. Davon kaufte ich
dann Süßigkeiten und die „Bravo“. Die „Bravo“ war besser
als Porno. Ich wusste zwar nicht was Pornos sind, beziehungsweise dass es sie gibt, aber die „Bravo“ war unwahr-
scheinlich aufregend. Und die Süßigkeiten waren ein will-
kommener Trost in schlechten Zeiten.

Was Gretchen nicht lernt ...

Auch unser Essverhalten wird in der Kindheit geprägt. Meist mit Folgen, die uns bis ins Erwachsenenalter begleiten. Was und vor allem auch wie viel wir essen, lernen wir von unseren Eltern. „Gegessen wird, was auf den Tisch kommt" und „Iss deinen Teller leer" sind auch nach Expertenmeinung pädagogisch sehr schädlich, denn die meisten Kinder haben erst einmal ein sehr gutes Gespür dafür, wann sie satt und wann sie hungrig sind.

Den tief sitzenden, anerzogenen Umgang mit Nahrung können wir nur sehr bewusst und mit ein wenig Anstrengung durchbrechen. Versuchen Sie sich an die Mahlzeiten Ihrer Kindheit zu erinnern. Sie werden sehen, dass Teile Ihres Ernährungsverhaltens schon davon bestimmt sind. Lösen Sie sich davon, Sie müssen Ihren Teller nicht mehr leer essen.

Essen als Sucht

Aus den vielen Gesprächen mit übergewichtigen Frauen, die ich in den letzten Jahren führte und aus meinen Gruppen weiß ich, dass ich kein Einzelfall bin. Wir lernen ‚falsch' zu essen, wir lernen das Falsche zu essen und wir lernen, aus den falschen Gründen zu essen. Wir lernen, unseren Kummer und unsere Sorgen mit Essen zu kompensieren. Irgendwann sitzt diese Gewohnheit so tief in uns drin, dass wir sie kaum noch bemerken. Essen ist in diesem Fall durchaus als Sucht zu beschreiben, nicht viel anders als zum Beispiel Alkoholismus oder Nikotinsucht.

Auch wenn Sie verzweifelt sind, wenn Ihr Gewicht Ihr persönliches Drama ist – fragen Sie sich, was bei Ihnen am Essen hängt. Ist es Kompensation? Trost? Schutz?

Wir haben unsere Kilos, die wir uns und unserem Körper mühsam abgerungen haben, aus vielen Gründen so oft und so schnell wieder drauf. Die einzige Möglichkeit, die wir haben, ist uns diese Gründe immer wieder bewusst zu machen. Wir werden sie nicht einfach hinter uns lassen können, selbst wenn wir die Kilos los sind. Wir sind dann so etwas wie ‚trockene Esskranke'. Auch als Schlanke bleiben wir irgendwo in uns noch lange dick. Schlank(er) zu werden ist schon nicht leicht, aber die große Schwierigkeit besteht darin, schlank(er) zu bleiben.

Essen als Schutz

Hierin liegt auch eine Antwort auf die Frage, die uns Menschen, die immer schlank waren so oft stellen: „Wenn du so gerne schlanker wärst und doch schon so oft ein paar (oder so viele) Kilo abgenommen hast, warum bleibst du nicht dabei?" Sicher könnte man leicht sagen, dass wir lediglich undiszipliniert oder nachlässig sind, aber das ist sehr oberflächlich betrachtet. Unser Fett hat eine Funktion (oder mehrere), oft ist es eine Reaktion auf die Verletzungen der Kindheit wie Zurückweisung, Missachtung, Vernachlässigung, Einsamkeit. Unsere Kilos sind auch ein Schutz, eine schützende Wand gegen die Außenwelt, die uns verletzen kann. Um diese Schutzschicht dauerhaft abzustreifen, müssen wir uns klar machen, wovor sie uns schützen soll, wie sie funktioniert und wir müssen uns ehrlich fragen, ob wir wirklich schlank sein wollen.

Wenn wir unsere Fettschicht aufgeben, verlieren wir auch den Schutz, den sie uns gibt. Wir verlieren den schnellen, wenn auch kurzen Trost durch das Essen. Wir verlieren die Sicherheit zu wissen, dass wir immer auf diesen Trost zurückgreifen können und wir verlieren die Möglichkeit, alle negativen Erlebnisse unseres Lebens immer auf das Dicksein zu schieben.

Das Leben wird nicht automatisch besser und glücklicher, nur weil wir schlank sind. Deswegen bleiben wir nur dann auf Dauer schlank, wenn wir dieses Schlanksein für uns wollen und nicht als Ersatz für etwas anderes.

TIPP – Nicht alles aufessen

Benutzen Sie doch einfach mal kleinere Teller, dann sieht Ihre Portion gleich viel größer aus. Und versuchen Sie, wenn Sie satt sind, Reste auf dem Teller liegen zu lassen. So lernt man mit der Zeit, nicht immer alles aufzuessen, auch wenn man schon längst satt ist.

TIPP – Bewegung hilft dreifach

Es gibt andere Möglichkeiten als Essen um kleinere Probleme und Sorgen in den Griff zu bekommen: zum Beispiel Bewegung. Und damit schlagen Sie gleich mehrere Fliegen mit einer Klappe. Zum einen essen Sie nicht. Sie brechen sogar mit der Gewohnheit zum Kühl- oder Naschschrank zu gehen und gehen statt-

dessen zu dem Schrank mit den Laufschuhen (wahlweise Schwimmzeug oder was die Sportart Ihrer Wahl
ist). Zum anderen kurbeln Sie Ihre Fettverbrennung
an. Und zu guter Letzt, vertrauen Sie mir, ich mochte
es auch nicht glauben: Nach 15 Minuten Bewegung
sind viele Probleme nur noch halb so schlimm und
Ihre Bereitschaft sie anzugehen und zu lösen, statt sie
zu verdrängen, wächst. Wenn Sie nach einer Stunde
wieder nach Hause kommen, sieht das Problem meist
nicht mehr so groß aus, wie es vor dem Laufen war.

TIPP – Naschereien

Natürlich mag ich noch heute all die feinen Knabbe-
reien. Aber jetzt greife ich lieber zu Salzstangen, La-
kritz oder fettarmem Pudding. Das hat zwar alles auch
Kalorien und sollte nur in Maßen genossen werden,
aber diese Leckereien haben immerhin kaum Fett und
ich brauche keinen einzigen Tag darauf zu verzichten.
So fällt es mir leichter zu akzeptieren, dass Schokolade, Chips und Torten nur gelegentlich drin sind.
Der plötzliche Heißhunger ist unser größter Feind.
Eine Tafel Schokolade kann schon rund 50, eine Tüte
Chips fast 60 Fettpunkte haben. Da haben Sie Ihr Fett
gleich für den nächsten Tag mitgegessen. Wenn das
Bedürfnis nach Schokolade Sie zu überwältigen droht,
dann probieren Sie doch einmal einen fettarmen
Schokoladenpudding oder nehmen Sie Schokolade
mit sehr hohem Kakaoanteil (75 %) und essen Sie nur
einen! Riegel.

Wenn es schnell gehen muss, essen Sie eine Schei-be Brot mit Honig oder Marmelade.

Mir hilft auch immer zuckerfreies Zimtkaugummi, das dämpft den Appetit auf Süßes.

Eine Freundin von mir erzählte, dass sie sich bei Heiß-hungerattacken immer die Zähne putzt. Dann schme-cke ihr zum einen die Schokolade nicht mehr so gut und im Kopf greift ein Mechanismus, den sie schon als Kind gelernt hat: Nach dem Zähneputzen sollst du nicht mehr Essen.

Die Heißhungerattacke scheint Ihnen unüberwindbar und stärker als Sie selbst zu sein? Ich kenne das. Gut, trinken Sie schnell zwei Gläser Wasser und dann muss es halt mal sein. Eine Fressattacke alle vier Wochen gönne ich mir auch, aber eben nur einmal und am nächsten Tag mache ich mit dem Programm ganz nor-mal weiter, weil ich kein schlechtes Gewissen habe.

„Ich werd dich ja nicht wieder los!"

Vermutlich kennen Sie das auch: Es ist leichter abzunehmen, wenn es einen guten Grund dafür gibt. Das kann einfach ein Fest sein, an dem ein bestimmtes Kleid passen soll oder ein Klassentreffen, auf dem Sie gut aussehen wollen. Es kann aber auch die Gesundheit sein. Im schlimmsten Fall eine notwendige Operation, die erst vorgenommen werden kann, wenn Sie weniger wiegen.

In meiner Jugend waren die Sommerferien der Grund: Strandurlaub in Italien, da wollte ich unbedingt schlanker sein. Das hat auch immer geklappt, aber ich habe es nie geschafft, zu sagen: Ich bin der Grund. Mein Leben habe ich dafür nicht wichtig genug genommen. Im Gegenteil, durch das wiederholte Abnehmen immer nur für diese Urlaubsreise hat sich die Vorstellung entwickelt, dass mein wirkliches Leben nur stattfindet, wenn ich nicht dick bin. Ein fataler Fehler.

Das wirkliche Leben findet ständig statt, egal wie dick oder schlank man ist. Auch wenn wir nicht immer gut darauf vorbereitet sind … So kam bei mir der Übergang von der Kindheit in die Pubertät früh und unvermittelt. Mit elf Jahren bekam ich meine erste Menstruation und wusste von nichts. Aufklärung gab es nicht. Ich hatte erst wochenlang Bauchschmerzen und plötzlich war da Blut. Ich muss wohl nicht sagen, dass ich Angst hatte und mich wahnsinnig schämte. Meine Mutter drückte mir lediglich scheußliche Binden in die Hand und meinte: „Das ist normal, das ist ein ziemlicher Schweinkram, das hast du jetzt alle vier Wochen." „Ja toll, was ist denn normal an Schmerzen?", fragte ich mich. Warum und wieso ich diese Blutungen hatte, blieb mir völlig unklar. Die einzige Aufklärung, die es gab war die „Bravo", und alles wurde einem darin auch nicht erklärt. Mit meinen Freundinnen diskutierte ich jeden einzelnen Satz von Dr. Sommer. Aber auch die Geschichten übers Küssen lasen und besprachen wir begeistert.

Aber das waren für mich nur Träume. Ich glaubte nicht, dass ich diese Dinge auch selbst einmal erleben würde, das schien den schlankeren Menschen vorbehalten zu sein. Zu allem Überfluss merkte ich immer öfter, dass ich in der Schule nicht mehr alles auf der Wandtafel erkennen konnte. Als meine Noten immer schlechter wurden, bestellte mein Lehrer meine Eltern in die Schule. Er schlug ihnen vor mit mir zum Augenarzt zu gehen, da er vermutete, dass ich eine Brille bräuchte. Oh Gott, bloß das nicht auch noch! Dick und eine Brille noch dazu! Ich war verzweifelt. Pummelchen und Brille, damit war ich bei den Jungs komplett abgeschrieben. Jeder Spott war mir gewiss. „Mein letzter Wille, 'ne Frau mit Brille!" und „Brillenschlange, Brillenschlange" waren Sprüche, die ich nur allzu oft hörte. Ich war mir sicher, mit Brille findest du nie einen Mann. Während der Pubertät ist ja jeder empfindlich für Hänseleien, und einige davon vergisst man nie.

Aber ich wusste einen Ausweg. Ich war vierzehn Jahre alt, hatte gerade meine Konfirmation gefeiert und auch Bargeld bekommen. Das war die Gelegenheit. Ich kaufte mir meine ersten Kontaktlinsen – ein Problem weniger. Wenn es diese einfache Lösung bloß auch fürs Übergewicht gegeben hätte.

Besonders schlimm waren für mich die Klassenfahrten. Schon beim Einzug in die Jugendherberge machten sich die dünnen Kinder einen Spaß daraus, den unteren Teil der Etagenbetten zu besetzen. Während ich mich nach oben quälte, fing der Spott an: „Wenn das Bett durchbricht, werde ich zerquetscht." „So eine Dicke ist total praktisch, wenn der Koffer nicht zu geht, einfach drauf fallen lassen." Ich muss wohl nicht sagen, dass ich Etagenbetten und Klassenfahrten hasste.

Eine Reise war besonders schlimm. Damals schwärmte ich für einen Jungen in meiner Klasse – Albert. Ich wusste, dass er mich auch mochte, so etwas merkt man ja „als Frau". Aber er sprach nur mit mir, wenn wir alleine waren. Er wollte nicht, dass seine Schulkameraden merkten, dass er mit so einer Dicken spricht. Doch die schlimmste Erinnerung für mich ist die an ein Spiel, das fast jeden Abend nach dem Abendbrot in der Herberge gespielt wurde. Dabei saßen alle Jungs auf Stühlen in einem Kreis, einige hatten ein Mädchen auf dem Schoß. Die Jungs, die keines „abbekommen" hatten, sollten das Mädchen ihrer Wahl anblinzeln, damit sie blitzschnell zu ihm läuft. Ja ja, so stellen sich Jungs die Welt vor, einmal blinzeln und das Mädchen läuft zu ihnen. So einfach hätten sie es wohl gerne. Albert sagte zu mir: „Ich würde dich ja gerne auf den Schoß nehmen, aber ich werde dich ja nicht wieder los!" Ich spielte nicht mit, mich würde ja keiner wollen. Den Satz: „Ich werd dich ja nicht wieder los!" habe ich bis heute nicht vergessen und er sitzt immer noch wie ein Stachel in mir, der nicht wieder entfernt werden kann.

Diese Bemerkung war nur eins, wenn auch vielleicht das schlimmste, von vielen Erlebnissen, nach denen ich dachte: „Ich bin dick, peinlich und werde nie dazugehören. Ich kann froh sein, wenn mir die Schlanken ab und zu ein Bröckchen Freundlichkeit zuwerfen. Nur wenn ich brav tue was sie verlangen lassen sie mich vielleicht mitspielen, aber bitte mit Demut und Abstand." Diese verbitterten Gedanken und Gefühle kompensierte ich ‚natürlich‘ mit dem Gang zum Lieblingsplatz, dem Kühlschrank und stopfte dort alles in mich hinein, was ich finden konnte, um mich zu trösten.

Der Höhepunkt eines jeden Jahres waren damals die langen Sommerferien. Mein Vater sparte das ganze Jahr dafür, ja lebte dafür, drei Wochen in den Süden auf einen Campingplatz zu fahren. Im Urlaub war er ein anderer Mensch, ausgeglichen, freundlich und sehr entspannt. Also lebte ich im Grunde auch das ganze Jahr auf die Ferien hin. In den ersten zwei Wochen wurden Johannisbeeren geerntet und dann ging es los in den Urlaub. Das kleine Auto wurde bis oben hin beladen, ein roter Käfer, vier Personen, überall Gepäck und auf dem Dachgepäckträger das Zelt. Die Schlafsäcke waren im Wageninneren verstaut – besser als jeder Airbag heute. Wenn ich heute mit meinem Mann in den Urlaub fahre, mittlerweile ohne Kinder und ohne Zelt, aber mit einem großen Kombi, frage ich mich: Wie haben wir das früher bloß alles mitbekommen? Damals fanden wir es wunderbar. Es war ein großes Abenteuer und irgendwie klappte alles. Als ich gerade in die Pubertät kam, fuhren wir immer nach Italien, nach Jesolo, in den Strandurlaub. Es war in den 1960er und 1970er Jahren nicht selbstverständlich überhaupt in den Urlaub zu fahren, schon gar nicht so weit weg. Meine Freundinnen beneideten mich sehr, besonders wenn ich braun gebrannt zurückkam und über so viele Erlebnisse berichten konnte.

Für diesen Urlaub tat ich einiges. Ich wollte baden, mich an den Strand legen, mich im Bikini zeigen. Zu Hause ging ich schon jahrelang nicht mehr ins Schwimmbad oder in die Nordsee. Im Urlaub sollte das anders sein.

Also fing ich schon am Anfang jeden Jahres mit meinen Diätversuchen an. Die ersten hatte ich schon mit 13 Jahren hinter mir. Da für meine Mutter Gewicht auch immer ein Thema war, sie machte eigentlich ständig eine Diät, war das etwas, was uns verband. Da waren wir uns einig, und es war ein Problem, über das wir immer reden konnten. Das machte uns dann zeitweise zu Verbündeten. Was haben meine Mutter und ich alles ausprobiert: Tagelang nur Weizenkleie, eine Eierkur, Obsttage oder Reistage, sogar Pillen aus der Apotheke, von denen ich heute weiß, dass sie fürchterliche Nebenwirkungen haben. Alles Quatsch und eben für eine langfristige Änderung des Gewichts nicht sinnvoll, aber kurzfristig hat es manchmal sogar funktioniert. Rechtzeitig zum Urlaub war ich ein paar entscheidende Pfunde leichter. Die Vorfreude hat mich sehr motiviert. Um wirklich drei Wochen aus meinem täglichen Leben auszubrechen, schaffte ich es jedes Mal wieder und nahm einige Kilos ab. Endlich konnte ich, wenn auch nur für kurze Zeit, jemand anderes sein. Nicht die dicke Susanne, sondern ein ganz normales, vielleicht ein wenig pummeliges, junges

Mädchen. Ein bisschen üppig zu sein war in Italien eher ein Vorteil. Zudem wurde ich dadurch meistens etwas älter geschätzt. Mit 14, 15 Jahren fand ich das ganz wunderbar. Was ich und meine Umgebung normalerweise als Übergewicht ansahen, ließ die Burschen im Urlaub einfach denken, dass ich schon 17 sei. Hier wurde ich freundlich als erwachsene, hübsche, junge Frau behandelt. Die Jungs umschwärmten und warben um mich. Mein Gewicht spielte keine negative Rolle und ich war ein junges Mädchen wie alle anderen. Mir schauten die Jungs hinterher, ich genoss es so sehr. Das hat mich jedes Jahr wieder motiviert, diese fürchterlichen Pfunde loszuwerden. Es war, als ob ich eine Blume sei, die nur in diesen drei Wochen blühte.

Natürlich frage ich mich, warum ich nicht einfach dabei blieb, warum aß ich mir in der zweiten Hälfte des Jahres Pfunde an, die ich dann in der ersten wieder loswerden musste? Warum nahm ich das gute Gefühl und die Anerkennung aus dem Urlaub nicht mit in das restliche Leben und blieb schlank? Das Leben im Urlaub ist anders. Es ist ohne Zwänge und Konventionen. Danach kehrte der Alltag schnell zurück und damit auch der Stress und Streit meiner Eltern. Die Launen meines Vaters bekam ich gleich nach dem Urlaub wieder zu spüren. In der Schule war ich nicht gerade eine Leuchte und so wurde ich von ihm dazu verdonnert, für den Rest der Ferien Aufsätze und Diktate zu üben. Das wurde garniert mit Worten wie: „Aus dir wird sowieso nichts." Oder „Du wirst eh nur Straßenfeger." Meine Mutter fand eine neue Bezeichnung für mich: „Frech, faul und gefräßig." In meinem Kopf alles Variationen von: „Dich werd ich ja nicht wieder los."

Ich fühlte mich wieder hässlich, dumm und ungeliebt. Wenn dann die Schule wieder anfing, waren die ersten Pfunde auch schon wieder drauf. An der häuslichen Situation konnte ich nichts ändern, meine Eltern stritten sich oft und ich war ihr Ventil. Dass das Essen längst zur Sucht geworden war, merkte ich gar nicht mehr. Ich war in einem Dauerrausch. So wurde ich langsam aber sicher nach jedem Sommerurlaub wieder dick. Die Angewohnheit, sich mit Essen zu betäuben und zu trösten, ließ sich nicht einfach ablegen, sie war längst ein Automatismus, den ich nur schwer, manchmal gar nicht kontrollieren konnte.

Aber Anfang des Jahres fand ich wieder die Kraft meine Sucht zu kontrollieren, denn ich hatte im Urlaub erlebt, wie es ist, wenn die Umwelt positiv auf mich reagiert. Dieses andere Lebensgefühl wollte ich wieder haben. Jahrelang betrieb ich diese persönliche Variation des Jojo-Effektes.

In den schlankeren Zeiten, zum Beispiel kurz vor dem Urlaub, genoss ich auch das Leben zu Hause mehr als sonst. Dann ging ich zum Beispiel auch mal mit meiner Freundin Christel einkaufen. Sie hatte eine Traumfigur und trug immer Klamotten, von denen ich nur träumen konnte. Zudem hatte sie schon einen Freund, Herbert, und erzählte mir stundenlang, was Herbert gesagt hat, gemacht hat und überhaupt wie wundervoll Herbert sei. Mit Christel alleine fühlte ich mich wohl und akzeptiert. Aber wenn sie dann begeistert von ihrem Freund sprach, kam meine Traurigkeit schnell zurück: Ich würde sicher nie einen Freund finden, mich mögen ja nicht einmal meine eigenen Eltern. Und Klamotten, in denen ich sexy aussah, fand ich natürlich auch nicht.

Freiheit fürs Spielzeug – lasst das Jojo von der Leine

Wir können alle an Gewicht verlieren. Mit jedem unserer immer verzweifelter werdenden Diätversuche verlieren wir erst einmal ein Kilo nach dem anderen: Wasser, dann oftmals Muskelmasse und dann erst das Fett. Nach den gewünschten 5, 10 oder 20 Kilos stellen wir die Diät zufrieden ein – und nach wenigen Wochen sind die Pfunde und gerne noch mehr wieder da. Der allseits gefürchtete Jojo-Effekt, wir alle kennen ihn besser als unseren Mann.

Aber warum funktioniert dieser Effekt so zuverlässig? Weil Diäten anstrengend, aufwändig und meist unverständlich sind. Sie sind es: Wenn wir unser gesamtes Leben dafür umstellen müssen; wenn wir mehr Zeit mit der Küchenwaage als mit unseren Freunden oder der Familie verbringen; wenn wir Einkaufslisten haben, die komplizierter sind als die Bedienungsanleitung unseres Handys; wenn wir hundert Dinge essen, die wir nicht mögen, aber alles weglassen, was uns schmeckt; wenn wir uns morgens mit einer Grapefruit herumquälen und eigentlich ein Wurstbrot wollen; wenn wir das Gefühl haben, Urlaub nehmen zu müssen, um den Anforderungen der Diät gerecht zu werden.

Denn wenn wir all diese Regeln kurze Zeit erfolgreich durchgestanden haben, kehren wir in unser ‚normales' Leben zurück, das Leben in dem wir dick geworden sind. Und in diesem Leben werden wir – nicht ganz überraschend – wieder dick, und wieder und wieder. Wenn man isst wie vorher, wird man auch wieder wie vorher.

Das liegt auch daran, dass unser Körper nicht weiß, dass

wir uns zu dick finden und gerne abnehmen wollen. Er ist auf Erhaltung gepolt. Wenn wir weniger essen, weniger Kalorien zu uns nehmen, oft hungrig sind, versetzen wir unseren Körper in Alarmbereitschaft. Der denkt nun, er bekommt vielleicht bald gar nichts mehr und verteidigt seine Fettreserven. Was Sie zuerst verlieren ist nicht Fett, sondern Wasser. Zudem stellt sich der Körper auf die geringe Nahrungsmenge ein. Deswegen stagniert die Gewichtsreduktion so oft nach ein paar Wochen, der Stoffwechsel läuft dann auf kleiner Flamme. Wenn Sie an der Menge des Essens sparen, räumt der Körper nicht seine Fettzellen leer, sondern seine Zuckerspeicher in Leber und Muskeln. Das führt zu plötzlichem Heißhunger und dazu, dass Sie sich wahnsinnig müde und erschöpft fühlen. Der Gedanke gleichzeitig noch Sport zu treiben, rückt in weite Ferne.

Sobald Sie nun wieder ein bisschen mehr essen, lagert der Körper die ungewohnte Menge begeistert in den Fettzellen ab, um für solch magere Zeiten bestens gerüstet zu sein. Sie nehmen alles wieder zu, schneller als Sie schauen können. Und meistens sind es am Ende noch ein paar Kilo mehr als zuvor. Unser Körper liest keine Zeitschriften und kennt unsere Vorstellungen von einer Idealfigur nicht. Er will immer auf das Spitzengewicht zurück, gerne mit ein paar Sicherheitsreserven. Und das so schnell wie möglich. Das ist der Grund, warum Diäten uns langfristig meist nicht helfen.

Wir brauchen keine Ausnahmeregelung, *wir müssen unsere Normalität verändern*. Wir verbessern unsere Ernährung zwar grundsätzlich, aber nicht so, dass das ganze Leben davon beeinflusst wird. Nicht so, dass Ernährung zur Vollzeitbeschäftigung wird. Wir müssen die Gewohnheiten ändern, die uns immer wieder dazu bringen, zu viel, zu schlecht und falsch zu essen. Und mit diesen Gewohnheiten müssen wir für den Rest unseres Lebens und nicht nur für vier Wochen oder Monate brechen.

Suchen Sie sich die Art und Weise der Ernährung, die zu Ihnen passt. Nur wenn Sie so abnehmen, dass Sie so auch leben wollen und können, haben Sie die Möglichkeit nicht nur schlanker zu werden, sondern es auch zu bleiben.

Wir machen keine Diät, nie wieder! Aber wir stellen unsere Ernährung um, auf Dauer, nicht vorübergehend. Deswegen gibt es in diesem Buch auch keinen Diätplan, nur Beispiele, Tipps wie Sie fettreiche Nahrung ersetzen können und Rezeptideen.

Ändern Sie bloß nicht alles an Ihrer Ernährung, das schafft kaum ein Mensch und es führt nur dazu, dass Sie schnell wieder aufgeben. Essen Sie weiter zu den gleichen Zeiten. Wenn Sie bisher abends warm gegessen haben, bleiben Sie dabei. Ändern Sie nur, *was* Sie essen. Natürlich gibt es in bestimmtem Maße die Notwendigkeit zu verzichten, der regelmäßigen Sahnetorte sollten Sie Adieu sagen. Aber machen Sie nicht den Fehler und schrauben Ihre Nahrungsmenge extrem herunter. Ersetzen Sie sie durch fettärmere Lebensmittel.

Wenn Sie am Nachmittag das Bedürfnis nach einer kleinen Zwischenmahlzeit haben, essen Sie eine Laugenbrezel statt der Sahnetorte. Wenn Nudeln Ihr Lieblingsgericht sind, lassen Sie die Sahne in der Soße weg. Schlagen Sie Magerquark mit Mineralwasser auf, das funktioniert genauso gut. Essen Sie so, dass Sie glücklich und nicht angestrengt sind, lassen Sie ‚einfach' Fett weg.

Vermutlich müssen Sie am Anfang noch mitzählen, dann hilft Ihnen vielleicht der Fettpunkte Wochenplan. Aber eigentlich müssen Sie nur eins tun: Bleiben Sie einfach zwischen 20 und 30 Fettpunkten am Tag, das ist alles.

Denken Sie daran

- Sie können nur abnehmen, wenn Sie satt sind.
- Um ein Kilogramm abzunehmen, müssen Sie rund 7.000 Kalorien einsparen. Ein Gramm Fett hat ungefähr 9 Kalorien, Kohlenhydrate und Eiweiß haben je Gramm circa 4 Kalorien. Es gibt also keine schnellen Erfolge, aber nachhaltige.
- Wenn Ihr Stoffwechsel durch die vielen Diäten auf Sparflamme läuft, müssen Sie ihn erst durch Nahrung und Bewegung wieder auf Trab bringen – dann gibt er auch das Fett wieder her.

Das Leben ist heute

Machen Sie nicht den Fehler Ihr gutes Leben auf die Zeit zu verschieben, wenn Sie endlich schlank sind. Sie leben jetzt und Sie sollten es genießen. So ärgerlich, unangenehm, oft störend und anstrengend es ist, dick zu sein – es gibt Schlimmeres! Gestalten Sie Ihr Leben im Rahmen Ihrer Möglichkeiten so, wie Sie es haben wollen. Schieben Sie Veränderungen nicht auf, bis Sie schlank sind. Machen Sie es jetzt!

TIPP – Nicht verzichten: Lebensmittel ersetzen

Wo kann man auf Fett verzichten, oder den Verbrauch auf ein Minimum heruntersetzen? Es gibt keinen festen Ernährungsplan. Sie können Ihre Mahlzeiten so gestalten und zusammensetzen, wie Sie sie mögen, vieles wie bisher auch machen. Steigen Sie einfach auf eine fettärmere Variante um. Zum Beispiel beim Frühstück:

Die fettreiche Möglichkeit

- 1 Brötchen . . . . 1 FP
- Butter oder Margarine (1 TL = 4 FP)
  für 2 Brötchenhälften mind. 4 TL . . . . 16 FP
- die eine Hälfte mit 1 Scheibe
  45 % Käse belegt ca. 30 g . . . . 8 FP
- die zweite Hälfte mit 1 Scheibe Salami
  ca. 20 g . . . . <u>8 FP</u>
                                                                                        33 FP
- Kaffee mit 1 EL Sahne . . . . <u>1,5 FP</u>
                                                                                        34,5 FP

Die fettarme Möglichkeit

- 1 Brötchen . . . . 1 FP
- 0,2 % Frischkäse als Aufstrich 4 TL
  genau wie oben . . . . < 1 FP
- 1 Brötchenhälfte mit Honig oder
  Marmelade bestreichen . . . . 0 FP
- 1 Brötchenhälfte mit 1 Scheibe Lachsschinken,
  gek. Schinken, Corned Beef oder
  Geflügelaufschnitt . . . . <u>1 FP</u>
                                                                                        2 FP
- Kaffee mit 0,1 % Milch . . . . <u>0 FP</u>
                                                                                        2 FP

Und worauf haben Sie nun verzichtet?

Bei einer warmen Mahlzeit sieht das ganz ähnlich aus:

Die fettreichen Beilagen:

- 100 g Kartoffelsalat .... 16 FP
- 100 g Kroketten .... 9 FP
- 100 g Pommes frites .... 17 FP
- 100 g Bratkartoffeln .... 15 FP

Die fettarmen Beilagen:

- Salz-, Pellkartoffeln und Gemüse ohne Fett .... 0 FP
- Nudeln, 100 g ungekocht, bzw. 200 g gekocht .... 1,5 FP
- Reis, 100 g ungekocht, bzw. 200 g gekocht .... 1,5 FP

Fettreiche Soßen:

- 100 ml Rahmsoße (wenig für ein Essen) .... 6 FP
- 100 ml Sauce Hollandaise .... bis zu 50 FP

Fettarme Soßen:

- Fertigsoßen gibt es zum Teil .... < 1 FP
  (z. B.: Sojasoße, Ketchup, Tomatensoßen)
- Zwiebelsoße aus der Tüte .... 1 FP
- 100 ml Sauce Hollandaise 9 % .... 9 FP
  Hauptsache ohne Sahne!

Fettreiches Fleisch und Fisch:

- 100 g Ente .... 19 FP
- 100 g Rinderhackfleisch (roh) .... 14 FP
- 100 g Bratwurst .... 25 FP
- 100 g Lachs .... 13 FP

Die fettarme Variante:

- 100 g Schnitzelfleisch . . . . 3 FP
- 100 g Tatar . . . . 3 FP
- 100 g Kotelett, Rücken . . . . 6 FP
- 100 g Geflügel . . . . 2 - 3 FP
- 100 g Forelle . . . . 1 FP

Am meisten Fett können Sie jedoch bei der Zubereitung sparen: 1 Esslöffel Öl hat 15 g Fett. Besser ist es, Sie braten mit etwas Mineralwasser in einer Teflonpfanne an. Mit Paniertem geht das leider nicht.

TIPP – Butter und Margarine ersetzen

Sie haben zu diesen Streichfetten einige Alternativen: Ein Teelöffel (5 Gramm) hat:

- Butter oder Margarine . . . . 80 % . . . . 4 g Fett
- Halbfettbutter . . . . 40 % . . . . 2 g Fett
- Halbfettmargarine . . . . 40 % . . . . 2 g Fett
- Streichkäse . . . . 24 % / 14 % . . . . . 1,2 / 0,7 g Fett
- Frischkäse . . . . 0,2 % - 6 % . . . . 0,01- 0,3 g Fett

Oder Sie ersetzen Butter ganz anders:

Zum Beispiel:

- unter Schinken durch Meerrettich oder Mayonnaise (5 % Fett)
- unter magerem Käse durch Senf oder Tomatenmark
- unter magerem Camembert durch Konfitüre
- unter Aspikaufschnitt durch mageren Kräuterquark
- unter Konfitüre durch Magerquark (mit Mineralwasser cremig rühren)

TIPP – Wie süße ich

Am besten ist es wenig oder gar nicht zu süßen. Aber das werden Sie wahrscheinlich, genau wie ich auch, nicht wollen. Jede Süßungsart bringt ihre ganz eigenen Probleme mit sich. Jeder Mensch reagiert ein bisschen anders darauf. Probieren Sie einfach aus, womit Sie das Gefühl haben, am besten klarzukommen.

Süßstoff

Seit Jahren geben Sie schon Süßstoff in Ihren Kaffee oder Tee? Andere Menschen mischen Süßstoff in Schweinefutter. Erschrocken? Zu Recht. Süßstoff hat zwar keine Kalorien, dafür aber unangenehme ‚Nebenwirkungen'. Züchter haben festgestellt, dass Tiere, die viel Süßstoff erhalten, nicht abnehmen sondern an Gewicht zulegen, weil Süßstoff den Appetit steigert. Schweine regeln, genau wie wir, ihren Blutzuckerspiegel mit Hilfe des Insulins. Wenn wir Zucker zu uns nehmen, schüttet die Bauchspeicheldrüse Hormone aus, um die Zuckerschwemme schnell in die Zellen zu transportieren, wo die Energie für Bewegung, Körpertemperatur und andere Lebensvorgänge gebraucht wird.

Das Problem: Das Gehirn „lernt" am Geschmack der Nahrung zu erkennen, ob Zucker zu erwarten ist und aktiviert die erforderliche Menge Insulin schon im Voraus. Süßstoff erzeugt falschen Alarm. Insulin schwärmt aus, findet aber keine Arbeit vor. Schnell fährt der Körper das Insulin zurück. Das geschieht, indem die Bauchspeicheldrüse ein Gegenhormon ausschüttet. Den raschen Insulinabfall interpretiert das Gehirn aber zugleich als Signal für fehlende Nahrung. Ein nagendes Hungergefühl setzt ein. Die Heißhungerattacke verführt dazu, mehr Nahrung als nötig zu sich zu nehmen, denn der Organismus will einem neuen Insulinabfall vorbeugen. Und dieses Zuviel an Nahrung landet als Fettdepot auf Bauch und Hüften.

Fruchtzucker

Oft wird Fruchtzucker als Ersatz für Haushaltszucker genommen. Meist in dem Glauben, er sei gesünder, habe keine Kalorien und werde aus Früchten hergestellt. Fruchtzucker lässt den Blutzuckerspiegel nicht ansteigen, deswegen wird er zuckerkrankem Menschen empfohlen. Doch dieser Vorteil beim Blutzuckerspiegel wird mit erhöhten Blutfettwerten erkauft. Bei Männern übrigens deutlich stärker als bei Frauen. Das könnte daran liegen, dass die weiblichen Hormone dafür sorgen, dass Fruchtzucker direkt in „wunderbares" Fett umgewandelt wird, das sich in unseren Fettzellen und nicht im Blut ablagert. Fruchtzucker löst kein Sättigungsgefühl aus, da die Insulinausschüttung fehlt und damit die Hormone, die dem Gehirn signalisieren: Ist gut, ich bin satt, ich brauche keinen weiteren Zucker. Dadurch verleitet fruchtzuckerhaltige Nahrung uns dazu, mehr zu essen, als der Appetit verlangt. Schlimm ist übrigens nicht die Fruktose in Obst, das sind sehr geringe Mengen, sondern der künstlich aus Mais hergestellte Fruchtzucker in Lebensmitteln wie Säften oder Ketchup.

Haushaltszucker

Also scheint uns nur Haushaltszucker zu bleiben. Der natürlich auch seine Nachteile hat und viele Kalorien mit sich bringt.

Auf jeden Fall sollten Sie größere Mengen Zucker nicht gleichzeitig mit größeren Mengen Fett zu sich nehmen, denn Zucker aktiviert den Stoffwechsel. Der wiederum transportiert das Fett schnell und effektiv zu den Fettzellen, wo es dann gespeichert wird. Besser: Hungerattacken mit kalorienarmer, naturbelassener Nahrung (Rohkost, Gedün-stetes) stillen (ja ich weiß, das sagt sich leicht und hilft meist gar nicht). Was Sie aber auf keinen Fall tun sollten: hungern! Dann landen wir wieder im Stoffwechsel-Sparprogramm, dem Beginn des Jojo-Spiels.

Die immer neuen Erkenntnisse verwirren sehr. Das Einzige wozu ich raten kann: Sparen Sie jede Form von Zucker, wo Sie können. Und probieren Sie aus, wie Ihr Körper auf die verschiedenen Zuckerformen reagiert, welche Sie am besten vertragen, welche sich sofort auf den Hüften niederschlagen. Irgendwo habe ich auch gelesen, dass es funktionieren würde, zum Süßstoff eine geringe Menge Haushaltszucker zu geben, damit das Insulin etwas zum verarbeiten vorfindet. Als Streusüße gibt es das auch schon fertig zusammengemischt zu kaufen. Aber das sind Angaben ohne Gewähr.

INFO - Was sind und machen eigentlich Fettzellen?

Fettzellen sind winzig klein, sie wiegen 0,3 bis 0,9 millionstel Gramm und wir alle haben sie, egal wie dick oder dünn wir sind. Zum Glück, denn sie haben eine wichtige Funktion: Sie speichern Energie und geben diese wieder her, wenn wir sie brauchen. Sie sind wichtiger Bestandteil der Funktion unseres Stoffwechsels. Fast alle Vitamine sind fettlöslich, ohne Fett kann unser Körper sie gar nicht aufnehmen. In diesen kleinen Zellen, die uns so fies erscheinen, wird nicht nur Fett gelagert, sondern auch Fett abgebaut. Leider haben sie – uns gar nicht unähnlich – das Bedürfnis für schlechte Zeiten vorzusorgen und so sammeln sie bei jeder sich bietenden Gelegenheit Fett an. Und wir helfen ihnen dabei. Aber nur, wenn wir mehr Nahrung zu uns nehmen als unser Körper (ver-)braucht, lagert sich das Fett in den Zellen endgültig ab. Die Zellen wachsen bis auf das 200-fache ihrer Größe an und noch schlimmer, sie vermehren sich. Und jede Zelle, die einmal da ist, bleibt Ihnen für immer erhalten. Deswegen haben dicke Menschen und solche, die einmal dick waren, mehr Fettzellen als Schlanke, denn keine Fettzelle verlässt freiwillig ihren Körper. Wir können sie nur leeren, nicht loswerden, deswegen nehmen (ehemals) dicke Menschen auch schneller wieder zu, sie haben mehr Zellen, die danach rufen, gefüllt zu werden.

Vor diesem Hintergrund verstehen Sie vielleicht noch besser, warum wir unsere Ernährung nachhaltig und dauerhaft auf fettarme Nahrung umstellen müssen und warum die schnellen Erfolge meist genauso schnell wieder verloren sind. Ganz kriegerisch – gegen unsere Fettzellen können wir nur Schlachten gewinnen, nicht den Krieg, also schließen Sie einen Waffenstillstand – und hungern Sie sie aus.

„Ihre Größe führen wir nicht!"

Kleidung ist ein Thema, das uns Frauen eigentlich immer beschäftigt. Egal wie dick, dünn, groß, klein, alt oder jung wir sind. Die magischen Zahlen der Kleidergröße können uns allen den Angstschweiß auf die Stirn treiben. Eine Freundin von mir hat einmal ein todschickes Kleid nur deswegen nicht gekauft, weil es bei ihr nur in Größe 42 gut saß, sie aber darauf bestand, noch nie mehr als 40 gehabt zu haben. Ich hätte mich ja gefreut, wenn ich noch in Kleidergröße 50 gepasst hätte, 42 schien unerreichbar.

Das war auch nicht viel anders, als ich noch jünger war. Aber da kam noch ein weiteres Problem dazu: Ich bekam einfach keine schicke Kleidung. Damals gab es noch keine Ketten wie H&M und Co. Übergewichtige waren in der Modeindustrie nicht vorgesehen, auch heute sind sie noch ein Sonderfall. In den Boutiquen die moderne, junge Mode verkauften war spätestens bei Größe 40 Schluss und ich lag eher bei 44. Wenn ich mich dann doch einmal in eine dieser Boutiquen hineintraute, sahen mich die unweigerlich hübschen und sehr schlanken Verkäuferinnen an wie ein Wesen vom fremden Stern und wimmelten mich unfreundlich oft schon im Eingang ab: „Ihre Größe führen wir nicht." Stellvertretend für die Gesellschaft hatte die Modeindustrie beschlossen, mich auszusperren. Schon an der Tür wurde gesagt: Du gehörst nicht dazu.

Nur sehr wenige Geschäfte führten große Größen. Das Angebot war ausgesprochen langweilig, unmodern und eher für Frauen über 80 gedacht. Faltenröcke in gedeckten Farben, die weit übers Knie reichten, und das in einer Zeit, in der der Minirock seinen großen Durchbruch hatte. Dazu Blusen, die auch meine Großmutter tragen würde. Für Mädchen und junge Frauen gab es nichts, wirklich gar nichts. Wenn ich mich vorher hübsch gefunden hätte, spätestens in solchen Kleidern fühlte ich mich hässlich.

Meinem Vater war das allerdings sehr Recht. Der hatte sehr altmodische Vorstellungen davon, wie lang ein Rock bei einem Mädchen zu sein hat. Morgens auf dem Schulweg, gleich hinter der nächsten Häuserecke, wurde erst einmal alles durchgestylt. Die Augen wurden mit Lidschatten und Wimperntusche verschönert und der Rock in der Taille hochgerollt. Dort saß dann zwar eine richtige Wurst, aber immerhin war mein Rock dann kurz. Mittags auf dem Rückweg wurde an der gleichen Hausecke alles wieder rückgängig gemacht.

Zu der Zeit war das Geld bei uns ziemlich knapp und da ich in den günstigen Läden sowieso nichts zum Anziehen fand, nähte meine Mutter viele Kleidungsstücke selbst. Doch auch wenn sie sich viel Mühe gab, wirklich modern waren die nicht. Und mit den schicken Sachen, die sich zum Beispiel Christel leisten und vor allem auch tragen konnte, waren die nicht zu vergleichen. Von so etwas konnte ich nur träumen.

Einmal kaufte ich mir trotzdem Hot Pants. In Größe 38. Ich wusste, dass ich die nie in meinem Leben würde tragen können. Hellblau waren sie, aus einem Jerseystoff, mit Aufschlag und links einer kleinen weißen Stickerei – todschick. Und nicht für mich gemacht. Ich versteckte sie ganz hinten im Schrank, und wenn ich mal alleine in unserem Zimmer war, stellte ich meinen Plattenspieler an und hörte meine Lieblingssongs von den Bee Gees. Dann holte ich die Hose hervor, legte sie aufs Bett und fing an zu träumen. Wie wäre es, wenn ich in diese Hose passen würde? In diesen Tagträumen sah ich wunderschön aus, nein das ganze Leben war schöner, alle Probleme hatten sich gelöst. Ich wurde nicht gehänselt, war natürlich eine Sportskanone und hatte Dutzende unglaublich gut aussehende Verehrer. Diese Hose war mein Lottotippschein, den ich nie abgab. Jahrelang hob ich sie, immer gut versteckt, auf.

Meine Mutter hatte mit Größe 46/48 Probleme passende Kleidung zu finden, aber sie hatte den „Vorteil" schon älter zu sein. Frauen um die 50 trugen damals Kleider, die wir heute nicht mal mit 80 und im Dunkeln anziehen würden. Hosen, gar Jeans, waren völlig undenkbar. Wenn man dann noch etwas dicker war, gab es nur noch das Polokleid. Mit einem kleinen Kragen, dünnem Gürtel und großen bunten Mustern waren die nicht gerade eine modische Erfüllung. Die gibt es heute noch, schrecklich. Vielleicht verstehen Sie, warum die nun die Lösung des Kleiderproblems für Übergewichtige sein sollen. Ich nicht.

Irgendwann entdeckten zum Glück die Versandhäuser die dicken Frauen als Kundinnen und boten auch in den größeren Größen flottere Kleidung an. Endlich konnte ich auch einmal etwas Modischeres tragen. In den Spezialgeschäften musste ich meist lange suchen, bis ich etwas fand, das ich auch bezahlen konnte. Bei aller Selbstkritik – so viel mehr Stoff wird dann ja nun auch nicht verbraucht, dass es diese Preise rechtfertigen würde.

Aber auch wenn ich dann mal akzeptable, bezahlbare Mode für Übergewichtige gefunden hatte, kam früher oder später der Blick in den Spiegel – und so schick, wie ich dachte, sah ich dann leider doch nicht aus. Das waren dann mal wieder Momente, die oft genug direkt zum Kühlschrank führten, mit dem schuldbewusst gemurmelten Satz: „Ab morgen nehme ich ab."

Dadurch, dass die Modeindustrie fast nur an schlanke Menschen denkt, wird es ja doppelt so schlimm, dick zu sein. Ich sehe schon nicht so gut aus wie die anderen, und dann kann ich mich nicht einmal modisch anziehen. Mittlerweile ist die Auswahl besser. Doch es passierte mir trotzdem immer wieder, dass es in Läden entweder gar keine großen Größen gab oder die Verkäuferin ein bisschen abfällig mit dem Zeigefinger in die hinterste Ecke zeigte: „Schauen Sie mal da hinten, da sind vielleicht noch zwei, drei Sachen". Das sind dann unweigerlich Ladenhüter und stauben da vermutlich schon seit Längerem ein. Und das meist zu Recht. Dann fühlte ich mich mal wieder minderwertig und ausgestoßen. Die Verkäuferin könnte genauso gut sagen: „Was willst du denn hier, du Tier, wir sind ein anständiger Laden." Manchmal bekommt man den Eindruck, dass Dicksein gegen die öffentliche Moral verstößt. So wird ein Einkaufsbummel schnell zum Spießrutenlauf und endet dann in einer frustbedingten Fressattacke.

Dabei ging ich ja immer gerne einkaufen: Früher eben Schuhe und Handtaschen, denn die passen immer. Als Dicke wird man fast automatisch zur Accessoires-Spezialistin, weil das die Dinge sind, bei denen es keine Größenprobleme gibt. Ich konnte das neulich schön beobachten, als eine Gruppe Frauen in ein Geschäft für Bekleidung kam. Die schlankeren strebten zu den Kleidern, die dickeren waren alle bei den Handtaschen, Schmuckständern oder in der Kosmetikecke zu finden.

Wir haben ja alle möglichen Theorien und Regeln, wie man schlanker wirken kann als man ist. Große Handtaschen machen schlank, Schwarz macht schlank, Längsstreifen machen schlank, lange Jacken strecken, Absätze machen ein schöneres Bein, Schals verbessern die Proportionen. Wir sind ständig auf der Suche nach Dingen, die uns schlanker erscheinen lassen. Im schlimmsten Fall enden wir dann in irgendwelchen Körpermiedern, die uns so einschnüren, dass wir kaum noch Luft bekommen und die eher einer Ritterrüstung als einem Kleidungsstück ähneln.

In Bezug auf Kleidung waren eigentlich die Zeiten am schönsten, in denen ich schwanger war. Meine Umstandskleider trug ich, bis der Stoff von alleine einriss. Die Reaktion der Umwelt auf eine Schwangere ist eben ganz anders als auf eine Dicke. Die Freunde wussten natürlich, dass ich nicht in anderen Umständen war, aber mit denen habe ich mich ja eh wohlgefühlt. Fremde dachten, ich bekomme ein Baby und boten mir den Platz im Zug an, halfen mir mit der Sportkarre und boten mir beim Einkaufen ihre Hilfe an. Schwanger zu wirken, ohne es zu sein, ist unglaublich praktisch. Aber irgendwann war ich leider auch aus dem Alter herausgewachsen und als werdende Mutter nicht mehr glaubwürdig. Heute habe ich zwar, wenn ich Frauenzeitschriften lese, den Eindruck, Frauen werden erst ab 40 schwanger, aber damals war das anders. Also habe ich dann mit Mitte Dreißig die bequemen und geliebten Umstandskleider schweren Herzens entsorgt. Denn nun musste ich mir neue Kleidung kaufen – in Größe 50.

Im Nachhinein denke ich manchmal mit etwas Ironie, dass alles im Leben seine zwei Seiten hat und das Dicksein diesbezüglich auch seine Vorteile. Wenn ich mir überlege, wie viel Geld ich dadurch gespart habe, dass ich immer nur neue Kleidung gekauft habe, wenn die alten schon mehr oder weniger in Fetzen von mir hingen… Das damals eingesparte Geld gebe ich aber jetzt doppelt und dreifach aus. Ich könnte ununterbrochen neue Klamotten kaufen, aber ich habe ja auch dreißig Jahre nachzuholen.

Während des Abnehmens musste ich mir keine neuen Sachen kaufen, da in wirklich jeder Größe etwas vorrätig war. Mein Kleiderschrank wirkte wie eine Boutique für Übergrößen, für jede Figur etwas dabei. Weggegeben wurde nichts, denn nach jeder Diät dachte ich wieder: „Wer weiß, eines Tages wirst du es vielleicht wieder brauchen". Ein Fehler. Tun Sie das nicht, glauben Sie an sich. Wenn die Kilos weg sind, geben Sie auch die Kleidung weg, sonst erinnert Sie jeden Morgen der Kleiderschrank daran, dass nicht einmal Sie selbst glauben, Ihre Kilos dauerhaft los zu sein.

Genauso wenig ratsam ist es, die Hose in Größe 38, die schon seit 25 Jahren im Schrank hängt, aufzubewahren. So beginnt der Tag damit, dass Sie sich vor Augen führen, wie schlank Sie einmal waren und leider nicht mehr sind. Das führt nur immer wieder zu Frust. Und wenn Sie irgendwann hineinpassen sollten, ist die Hose garantiert völlig unmodisch und Sie wollen sie sowieso nicht mehr tragen. Geben Sie sie guten Gewissens weg.

Jetzt habe ich nur noch Kleidung, die mir passt, und ich freue mich immer noch jeden Tag darüber. Eine einzige Hose in Größe 56 habe ich aufgehoben, um mich immer daran zu erinnern: Nie wieder dick!

Doch auch schlank kann sich ein Kleidungskauf schwierig gestalten, aber diese Erfahrung löste bei mir keinen Frust aus. Im Gegenteil, sie bescherte mir ein seliges Lächeln. Der Sommer 2007 war hier im Norden regnerisch, deswegen brauchte ich dringend eine neue Regenjacke fürs Laufen. In dem Kaufhaus, in das ich deswegen ging, gab es nur Jacken ab Größe 44. Früher wären diese für mich noch zu klein gewesen. Doch diesmal war mir alles zu groß! Als ich innerlich verzückt zum Verkäufer ging und nach kleineren Jacken fragte, riet er mir: „Schauen Sie doch mal in der Kinderabteilung." Ich in der Kinderabteilung. Ich konnte es nicht fassen. Ich kaufte mir dann dort tatsächlich eine wunderschöne, rote Regenjacke, Größe 176. Wieder hatte ich die größte Größe, aber diesmal aus der Kinderabteilung. Die Jacke ist ein Lieblingsstück geworden. Ich schwebte aus dem Laden und fühlte mich noch Tage später einfach fantastisch.

TIPP – Kleidung: Ende des Versteckspiels

Ich denke, dass die Miss- und Verachtung, die uns Dicken oft begegnet, auch daher rührt, dass dünne Menschen das Dicksein als Zeichen mangelnder Beherrschung und Selbstliebe interpretieren. Die Dicken mögen sich nicht einmal selbst, die gehen nachlässig mit sich um. Oft lassen wir uns ja wirklich gehen. Das eigene Aussehen wird einem zuwider, man kümmert sich nicht darum, da ist ja eh nichts mehr zu retten. Irgendwann sieht man es auch im Gesicht, die ständige Unzufriedenheit macht unattraktiv.

Aber wir alle kennen auch die vergnügten, gut gekleideten Dicken, die ihre Figur vielleicht nicht mit Stolz aber durchaus mit Selbstzufriedenheit präsentieren. Unsere Eigenliebe darf nicht erst am Tag X, an dem wir schlank sind, anfangen, sondern heute. Wir sollten uns nicht gehen lassen, nur weil wir dick sind. Machen Sie aus dem vorhandenen Material (immerhin haben wir ja eine Menge davon) das Beste, schon bevor es weniger wird. Verhüllen Sie sich nicht in zeltförmiger Kleidung, verstecken können wir eh nichts.

Gucken Sie in den Spiegel – ja, Sie schaffen das – und überlegen Sie, ob Sie ein A-Typ (oben schmal), Y-Typ (unten schmaler), X-Typ (in der Mitte schmaler) oder ein O-Typ (ja, mit Bauch) sind. Betonen Sie die schmaleren Stellen und wählen Sie leichte Stoffe. Versuchen Sie es mit Farbe, wir müssen uns nicht verstecken im ewigen Grau, das uns die Modeindustrie vorgibt.

TIPP – Gesicht: unser schönstes Körperteil

Ich mochte mein Gesicht immer, deswegen schminkte ich mich gerne und experimentierte mit meinen Haaren herum. Es gibt keine Regel die besagt, dass sich dicke Frauen nicht hübsch machen dürfen. Im Gegenteil, betonen Sie Ihr Gesicht, das meist länger jung aussieht als bei schlanken Frauen. Tragen Sie flotte Frisuren und kümmern Sie sich um Ihr Aussehen. Die Haut im Gesicht (und auch am Körper) braucht während des Abnehmens besondere Pflege.

Achten Sie während des Abnehmens darauf, wie sehr sich auch Ihr Gesicht verändert. Ich ließ alle 10 Kilo beim Fotografen ein Passbild machen, um zu prüfen, ob mir mein Gesicht noch gefällt oder ob die Falten langsam überhand nehmen. Es bringt nichts, den Po einer 20-Jährigen und dafür dann das Gesicht einer 80-Jährigen zu haben.

TIPP – Wo kann ich einkaufen?

Mittlerweile hat auch H&M (Hennes & Mauritz) eine Abteilung mit großen Größen. „Big is Beautiful", bis zu Größe 56, das allerdings selten. Es lohnt sich aber immer wieder, da mal zu stöbern.
www.hm.com

Ulla Popken ist nicht ganz billig, hat aber wunderbare Dessous.
www.ullapopken.de

Eine gute Möglichkeit Kleidung in Übergrößen zu finden, sind nach wie vor die Versandhäuser. Entweder Sie bestellen sich einen Katalog oder Sie schauen im Internet nach.

Neckermann führt bis Größe 60:

Katalog „Chic in Form"

www.neckermann.de unter: *Mode in XXL*

Bei Quelle sind die meisten Stücke auch bis Größe 60 erhältlich.

Katalog „Meine Größe"

www.quelle.de

Bei Otto findet man unter anderem tolle Abendkleider bis Größe 58.

Katalog „So bin ich"

www.otto.de

Tolle Angebote hat Happy Size, bis Größe 60.

www.happy-size.de

Gute Zeiten – schlanke Zeiten

Rückblickend erkenne ich, dass es mir in jungen Jahren immer wieder gelang, mein Gewicht zu reduzieren, wenn ich glücklich war. Wenn ich den Tag freudvoll angehen konnte und von meiner Außenwelt nicht nur als ‚die Dicke‘ wahrgenommen wurde, sondern als liebe Freundin oder sogar als begehrenswerte Frau.

Mit 16 Jahren hatte ich dann endlich meine Mittlere Reife in der Tasche. Gott sei Dank war nun die Schulzeit zu Ende. Nach der Entlassungsfeier schenkte mir mein Vater eine Uhr mit eingraviertem Datum und eine rosa Rose. Ich fühlte mich anerkannt und erwachsen. Und ich musste und durfte mich nun ins (Arbeits-)Leben stürzen.

Doch was sollte ich werden? Ich hatte zwei Traumberufe. Kosmetikerin oder Stewardess. Eine Ausbildung als Kosmetikerin war damals nur in Heidelberg möglich und für meinen Vater unbezahlbar. Meine Aussichten Stewardess zu werden, waren auch eher schlecht. Mit Brille, denn die Kontaktlinsen konnte ich nicht gut vertragen, und dann auch noch moppelig – keine Chance. Mein Vater entschied: „Du bewirbst dich bei der Post, der Stadtverwaltung und dem Finanzamt. Irgendwo wirst Du schon unterkommen."

Von der Stadtverwaltung und der Post bekam ich eine Zusage. Da in meiner Familie schon zwei Generationen bei der Post arbeiteten, entschied ich mich auch dafür und im

September 1973 ging es los. Dadurch änderte sich natürlich mein ganzes Leben. Die Ausbildungsstelle war 25 km von Bredstedt entfernt, und ich konnte es morgens unmöglich schaffen, schon um fünf Uhr am Arbeitsplatz zu sein. Also mietete ich mir in der Nähe der Post ein kleines Zimmer. Es war herrlich: Zum ersten Mal war ich frei und nicht länger den Streitereien in der Familie ausgesetzt. Ich konnte schalten und walten, wie ich wollte. Bei der Post lernte ich schnell viele Leute kennen und fand neue Freunde, mit denen ich auch nach Feierabend viel Zeit verbrachte. Zum ersten Mal in meinem Leben war ich auch ohne übermäßiges Essen glücklich und zufrieden. Das hatte, wie schon so oft, zur Folge, dass ich wieder einige Kilos verlor, ohne viel dafür tun zu müssen.

Einmal in der Woche fuhr ich nun zusätzlich zu einer Schulung nach Husum. In der Mittagspause hatten wir zwei Stunden, um uns die Zeit zu vertreiben. Meine Freundin Edeltraud und ich gingen dann regelmäßig in die Tagesdisco T2. Schon beim zweiten Besuch dort lernte ich Walter kennen. Ich konnte es gar nicht glauben, als er mich das erste Mal ansprach. Mich, das kleine Pummelchen, das immer alle Jungs übersehen hatten. Aber er war auch kein Junge, er war ein Mann, 24 Jahre alt. Ich fühlte mich begehrt und erwachsen. Seine Freunde behandelten mich alle sehr zuvorkommend und mit viel Respekt, wie eine First Lady. Ich schwebte. In diesem Zustand hatte ich wirklich kein Verlangen mich auf den Kühlschrank zu stürzen. Ich gab mir Mühe mit meinem Äußeren und nahm tatsächlich weiter ab. Es war das bekannte Muster. Ich hatte einen Grund, warum ich abnehmen wollte und dann schaffte ich es auch. Ich war glücklich.

Wir verbrachten viele schöne Monate miteinander. Doch wenn nach einiger Zeit die rosarote Brille abgenommen wird, erkennt man den Partner manchmal nicht wieder. Immer öfter fiel mir auf, dass mein Freund sehr dominant war. Er versuchte über mich zu verfügen und ich hatte doch gerade erst die Freiheit kennengelernt. Nun wollte mir schon wieder jemand sagen, was ich zu tun und zu lassen hätte. Aber „Du musst" und „Du darfst nicht" hatte ich schon in meiner Kindheit zu oft gehört. Deshalb beendete ich die Beziehung nach anderthalb Jahren und war zwar ein wenig traurig, aber vor allem auch erleichtert.

Es folgten mehrere bedeutungslose Beziehungen und mein Gewicht schwankte in der Zeit in Abhängigkeit von meinem Gemütszustand. Wenn ich verliebt war, nahm ich ab, wenn ich traurig war, wieder zu. Für meine Verhältnisse war ich in den Jahren meiner Ausbildung immer noch relativ schlank, meistens wog ich so um die 80 Kilo. Und auch zwei sehr wichtige Ereignisse konnten mich nicht aus der Bahn werfen. Die heiß ersehnte Führerscheinprüfung stand vor der Tür und nebenbei auch noch die Postprüfung. Aber die war mir nicht so wichtig. Der Führerschein, der war das Wichtigste auf der Welt. Den musste ich unbedingt bestehen. Die andere Prüfung war mir ziemlich egal.

Ich hatte Glück, beide Prüfungen bestand ich gleich beim ersten Anlauf und wurde daraufhin von der Post für neun Monate nach Itzehoe versetzt, über 100 Kilometer von Bredstedt entfernt. In dem Postamt dort arbeiteten viele junge Leute und ich fühlte mich wohl. Gleich nach meinem

Eintreffen wurde mir erst einmal ein kleines Zimmer zuge-
wiesen, das allerdings sehr heruntergekommen war. Alle
Mieter einer Etage teilten sich ein Badezimmer. Auf meiner
Etage wohnte leider auch ein alter Trinker, der nachts,
wenn er betrunken nach Hause kam, gerne seinen Mageninn-
halt in die Badewanne entleerte. Das ist natürlich auch eine
Methode das Gewicht in den Griff zu bekommen, denn mir
verging dadurch schon vor dem Frühstück der Appetit.

Mal abgesehen davon war mein Leben so, wie ich es mir
immer vorgestellt hatte, denn ich war frei, konnte ohne
Zwänge und Vorschriften leben, hatte Spaß an der Arbeit,
lernte viele nette Leute kennen und ging gerne aus. Mittlerweile besaß ich auch ein eigenes Auto: Ein hellblauer Käfer,
der mein ganzer Stolz war. Auch wenn ich meinen Führerschein erst wenige Wochen besaß, hatte ich mir vorgenommen am Wochenende nach Kiel zu fahren, um einzukaufen
und anschließend auszugehen. Es war Winter, die Straßen
glatt und ich kannte mich in Itzehoe und Kiel fast gar nicht
aus. Trotzdem sollte es losgehen. Ich war jung und machte
mir wenig Gedanken, auch wenn es mir ein wenig mulmig
dabei wurde, wie ich wieder zurückfinden sollte. Erst als ich
schon unterwegs war, merkte ich, wie schlecht ich mich
wirklich auskannte. Mein Mut drohte mich zu verlassen
und ich befürchtete schon, auf der Autobahn nach Hamburg zu landen. Da entdeckte ich am Straßenrand einen Anhalter. Normalerweise wäre ich nie auf die Idee gekommen,
ihn mitzunehmen, was könnte da alles passieren! Aber
meine Angst, mich hoffnungslos zu verfahren und überhaupt nicht mehr zurückzufinden, war größer. „Wenn der
sich auskennt, komme ich vielleicht wenigstens da an, wo

ich hin will", dachte ich mir und ließ ihn mit einem zaghaften Lächeln einsteigen. Der Anhalter, sein Name war Volker, führte mich sicher nach Kiel und kam gleich mit in die Disco, in die ich wollte: das neue, sehr angesagte Queens Gaarden. Wir verbrachten einen lustigen Abend und wollten uns gleich am nächsten Samstag wieder treffen.

Am darauf folgenden Wochenende nahm er mich mit zu seinen Freunden Gisela und Ralph, die in einem Dorf kurz hinter Kiel wohnten. Die beiden waren gleich sehr freundlich und hießen mich herzlich willkommen. Ihr Haus stand Freunden immer offen und auf dem Tisch stand immer eine Flasche Cognac griffbereit. Ich kam in eine völlig neue Welt. Meine Eltern hatten fast nie Gäste und Alkohol wurde nur ganz selten getrunken. Ein Glas Sekt zu Silvester war die größte Ausschweifung. Nun lernte ich ein ganz anderes Leben kennen. Lustig sein, trinken, manchmal auch zu viel, aber ich fand es wunderbar. Ich fuhr bald jedes Wochenende zu den beiden. Hier gab es keine schlechte Stimmung, es war immer sehr ausgelassen. Inzwischen waren wir gute Freunde geworden und Gisela und Ralph wollten mich schrecklich gern verkuppeln. Deswegen luden sie immer wieder Nachbarn und Freunde im heiratsfähigen Alter ein. Einer von ihnen war ein guter Freund von Ralph: Holger. Ein paar Jahre älter als ich, schweigsam und zurückhaltend und vor allem völlig altmodisch gekleidet samt Prinz-Eisenherz-Frisur. Scheußlich! Und das war noch nicht einmal das Schlimmste. Als wir nach ein paar Wochen alle vier zusammen in eine Disco gingen, kam er nicht nur in einem Anzug mit Schlips, wo alle anderen Jeans und offenen Kragen trugen – er konnte einfach nicht tanzen. Ich machte ihm dann nach ein paar Begegnungen deutlich klar, das geht gar nicht. Ich war 18 und wollte mich amüsieren. Er kannte nur sein Studium und die Arbeit für seinen Vater. Durch die Ausbildung an der Technikerschule war er sowieso nur selten zu Hause. Für mich war die Angelegenheit also eigentlich erledigt. Aber nach ein paar Monaten tauchte er wieder auf. Ich staunte und hätte ihn fast nicht erkannt. Er hatte sich unglaublich verändert, die unmögliche Frisur war genauso verschwunden wie die scheußlichen Klamotten. Stattdessen trug er eine coole Frisur, Jeans mit Schlag und ein schickes Hemd. Er war aufgeschlossener und sehr charmant zu mir und: Er konnte plötzlich tanzen. Ich war begeistert und hatte das Gefühl, dass diese Veränderung durchaus etwas mit mir zu tun haben könnte. Diesmal setzte ich seinen Annäherungsversuchen nicht viel Widerstand entgegen.

Sieben Monate später im April 1976 verlobten wir uns offiziell und für den Mai des nächsten Jahres planten wir schon ein tolles Fest mit allen Schikanen, unsere Traumhochzeit. Meine Eltern stimmten meiner Wahl voll und ganz zu. Es war wirklich eine glückliche Zeit, in der ich keine Fressattacken brauchte und die Waage kein Thema war. Auch meine Mutter nahm gerade erfolgreich ab und verhielt sich deshalb ein wenig ausgeglichener als sonst. Die Abende verbrachten Holger und ich manchmal sogar in netter Runde mit meinen Eltern. Ende November 1976 war wieder mal so ein gemütlicher Abend geplant. Draußen stürmte es. Wir saßen zu viert in der Wohnstube. Mein Vater hatte den Fernseher angeschaltet und meine Mutter strickte an einem dunkelblauen Pullover. Holger und ich unterhielten uns am Tisch. Plötzlich verzog meine Mutter das Gesicht sehr unnatürlich und mein Vater machte noch die Bemerkung: „Was machst du denn für ein albernes Gesicht?" Erst als meine Mutter gar nicht reagierte, merkten wir alle, dass da irgendetwas ganz und gar nicht stimmte. Der eilig herbeigerufene Hausarzt schaffte meine Mutter sofort ins Krankenhaus – Schlaganfall, mit 52 Jahren. Auch die Ärzte fanden das ungewöhnlich, merkten aber erst nach vier Wochen, dass sie Krebs im Endstadium hatte. Am 30. Januar 1977 starb meine Mutter mit gerade mal 53 Jahren. Innerhalb von sechs Wochen hatte sich das ganze Leben verändert. Die Ärzte fragten uns, warum wir nichts gemerkt hätten, es hätte uns doch auffallen müssen, dass sie so viel Gewicht verloren hätte. Aber natürlich hatten wir verlorene Kilos nie mit Krankheit in Verbindung gebracht. Jahrelang kämpften meine Mutter und ich darum, abzunehmen. Als das nun endlich einmal gelang, kam niemand auf die Idee, dass das ein schlechtes Zeichen sein könnte. Dieses einschneidende Erlebnis hatte leider auch in Bezug auf mein Essverhalten gravierende Auswirkungen: Nach dem Tod meiner Mutter verband ich Gewichtsverlust lange Zeit mit Krankheit und Tod. Solange ich nicht abnahm, dachte ich, heißt das wenigstens, dass ich gesund bin.

Als meine Mutter starb, war mein Vater gerade 46 Jahre alt und mein kleiner Bruder 17. Beide hofften nun, dass ich ein wenig meine Mutter ersetzten könnte. Doch meine dienstliche Versetzung nach Neumünster war schon genehmigt und konnte nicht rückgängig gemacht werden. Ich fühlte mich sehr zerrissen. Auf der einen Seite taten mir mein Vater und mein Bruder leid. Aber auf der anderen Seite wollte ich gerne nach Neumünster und mit Holger zusammenziehen. Mein Auszug von zu Hause erfolgte nun wider Erwarten mit schlechtem Gewissen.

Auch wenn mein Verhältnis zu meiner Mutter die letzten Jahre nicht sehr gut gewesen war, machte mir ihr Tod doch sehr zu schaffen. Trotzdem nahm ich in dieser harten Zeit nicht zu, denn mein neues Leben lag sichtbar vor mir. Ich wollte in drei Monaten heiraten und konnte es kaum erwarten. Ich war in Holger sehr verliebt und freute mich auf die Ehe.

Deshalb spielten Gewichtsprobleme in den nächsten zwei, drei Jahren kaum eine Rolle. In meiner Erinnerung hängt es durchaus damit zusammen, dass ich glücklich und zufrieden war. Aber genauso sehr auch damit, dass ich von vielen Menschen in meiner Umgebung sehr positiv wahrgenommen wurde. Nicht nur mein Spiegelbild im Bad stimmte mich zufrieden, auch das Bild von mir, das mir andere Menschen zurückwarfen, machte mich glücklich. Ich glaube, das Spiegelbild, das uns andere zeigen, ist viel wichtiger, als das von dem Spiegel an der Wand.

Spiegel sind nicht immer aus Glas

Wir haben keine Vorurteile gegenüber dicken Menschen. Warum also unterstellen wir anderen, dass sie die haben? Wenn ich einen Menschen mag, interessiert mich wenig, wie er aussieht, ich will mit ihm reden, lachen, leben können. Oft sind wir so sehr in unsere Gewichtsprobleme verstrickt, dass wir glauben, dass sie auch das Denken unserer Umgebung beherrschen. Vermutlich ist dem meist nicht so.

Nur weil wir gerne die Spiegel an der Wand ignorieren, müssen wir nicht das freundliche Spiegelbild unserer Umgebung von uns als Mensch missachten. Gehen Sie mit offenen Augen durch die Welt, mit Augen, die offen dafür sind, dass Sie gemocht und geliebt werden und zwar nicht obwohl Sie dick sind, sondern weil Sie ein netter, liebenswerter Mensch sind. Denn es ist wichtig, dass wir für uns, für unsere Gesundheit, für unser Leben abnehmen und nicht, weil es die Umwelt von uns verlangt.

TIPP - Entspannen Sie sich

Setzen Sie sich nicht zu sehr unter Druck. Ihr Leben wird vermutlich sowieso recht anstrengend sein. Das Vorhaben Ihr Gewicht zu reduzieren, sollte Ihnen keinen zusätzlichen Stress bereiten.

Das ist nicht einfach nur freundlich gemeint, sondern Teil dieses Plans: Stress führt dazu, dass sich der Stoffwechsel verlangsamt und damit auch die Verdauung. Versuchen Sie also Stress zu vermeiden, um Ihren Stoffwechsel in Gang zu halten.

TIPP - Was esse ich im Restaurant

Auch wenn Sie gerne auswärts essen oder beruflich oft essen gehen müssen, können Sie das Programm der flexiblen Fettkontrolle verfolgen.

Lassen Sie sich Soßen und Dressings immer extra geben. Sie werden dann deutlich weniger davon essen.

Nur weil Köche dazu neigen ihr Essen in Soßen zu ertränken, müssen Sie das ja nicht auch tun.

Wenn Sie gerne zum Italiener gehen, genießen Sie dort Pasta mit Tomatensoße, aber lassen Sie den Parmesankäse weg.

Trauen Sie sich, einzelne Zutaten eines Gerichtes wegzuwünschen, Sie sind Gast im Restaurant, da müssen Sie nicht essen, was auf den Tisch kommt.

Wenn Sie dem frischen Brot auf dem Tisch nur schwer widerstehen können, stellen Sie es weg oder sagen Sie, wenn der Kellner kommt – Nein danke.

Ein Espresso nach dem Essen regt die Verdauung an, der Grappa danach nicht. Im Gegenteil, Alkohol verzögert den Abbau von Fett. Trinken Sie also zum Essen lieber Wasser oder eine Weinschorle als Wein.

TIPP - Was macht dick – was macht schlank?

Dick macht:

- Hunger:

Das Hungergefühl aktiviert unsere Eiszeit-Gene. Der Körper will einen Vorrat für noch schlechtere Zeiten anlegen, er bunkert Kalorien zum Überleben.

- Frust und Stress:

Hemmen die Fettverbrennung.

- Vitalstoffmangel:

Wir brauchen die Vitalstoffe für unseren Stoffwechsel.

Vitamin C: braucht der Körper um Fett abzubauen.

Magnesium: ist wichtig für die Fettverbrennung.

Chrom: baut den Insulinspiegel ab.

Kalzium: aktiviert die Fettverbrennung und

Jod: ist wichtig für die Funktion der Schilddrüse. Bei Jodmangel sammelt sich ungenügend verbrannte Nahrung als Fett an.

Schlank macht:

- Eiweiß:

Es sättigt gut und lange, der Körper verbraucht viel Energie, um es für sich nutzbar zu machen.

- Sauerstoff:

Viel Sauerstoff im Körper erhöht die Fettverbrennung, auch deswegen hilft Sport so gut beim Abnehmen.

- Trinken:

Jede Stunde ein Glas Wasser (evtl. mit Zitronensaft). Wenn Sie wenig trinken, drosselt das den Stoffwechsel, der Körper speichert das vorhandene Gewebewasser. Schwarzer Tee und Kaffee in Maßen fördern den Stoffwechsel.

TIPP – Wasser: Wundermittel und Qual

Wir sollten täglich 1,5 - 2 Liter Wasser trinken, das würde uns am besten bekommen. Ich weiß, wie schwer das ist. An meinem Computer klebt ein Zettel, auf dem steht: Wasser trinken! Einige Menschen schaffen es, indem sie sich am Anfang des Tages zwei Flaschen hinstellen und sagen, das muss und kann ich schaffen. Mich überfordert das immer. Stattdessen stelle ich mir überall da, wo ich oft vorbeigehe, ein nur zur Hälfte gefülltes Glas mit Wasser hin, sodass ich es im Vorbeigehen trinken kann.

Egal mit welchem Trick, trinken Sie. Tun Sie sich ein bisschen Zitrone hinein, einen Hauch Fruchtsaft, was immer Ihnen hilft, aber trinken Sie Wasser, möglichst ohne Kohlensäure (denn Kohlensäure kann zu Verstopfungen führen).

Denken Sie daran: Wassermangel führt zu Übergewicht. Das Gehirn unterscheidet nicht und meldet einen Mangel. Unser Unterbewusstsein sucht sich dann das aus, womit es den Mangel am liebsten ausgleichen würde. Oft entscheiden wir uns für Essen, obwohl wir eigentlich trinken müssten.

Jedes Nahrungsmittel kann nur mit Hilfe von Wasser für den Körper nutzbar gemacht werden.

Wasser wirkt im Körper als Schmerzmittel und ist das beste Entwässerungsmittel für den Körper.

Trinkt man zu wenig, muss der Körper mehr Cholesterin bilden, um den Wassermangel auszugleichen. Das kann auf die Dauer zu erhöhtem Cholesterinspiegel führen.

Sodbrennen ist ein Zeichen von zu wenig Wasser im Körper.

Wenn Sie vor jeder Mahlzeit 1 bis 2 Gläser Wasser trinken, braucht der Körper mehr Energie, um das Wasser für sich nutzbar zu machen, zu befördern und auf Temperatur zu bringen. Das verbraucht Kalorien.

Ausreichend Wasser im Körper vermeidet die Speicherung von Fett. Die Zellen haben dann einfach keinen Platz mehr dafür.

Wasser sorgt für die Produktion eines Enzyms, das wichtig für den Abbau der Fettreserven ist.

Wasser stimuliert für bis zu 2 Stunden die Ausschüttung eines Hormons, das dem Kopf die Information meldet: Ich bin satt! Außerdem aktiviert es die Darmbewegungen, also die Verdauung.

Wasser vermindert das Verlangen nach Süßem, da der Körper wichtige Nahrungsbestandteile besser verwertet und dadurch weniger Mangel an Mineralien hat, die oft als Süßhunger ausgelegt werden.

Wasser wirkt im Körper durch das, was es mitnimmt, nicht durch dass, was es mitbringt!

Sie sehen, Wasser ist ein wahres Wundermittel, trinken Sie, soviel Sie können.

Ich hab mich selbst nicht wichtig genommen

Jeder, der verheiratet oder mit einem Partner zusammengezogen ist, wird es kennen: Der Anfang liegt unter einem Zauber, alles ist schön und ganz wunderbar. Ich hatte Spaß an der Arbeit und freute mich darauf, abends meinen Mann zu sehen. In dieser Zeit spielten das Gewicht und Essen überhaupt keine große Rolle. Das hatte bei mir allerdings noch einen zweiten Grund: Ich koche nicht gerne und konnte auch nicht besonders gut kochen. Häufig beschränkte ich mich auf Dosengerichte. Am Wochenende hatte Holger Zeit und da es ihm Freude machte, zauberte er uns herrliche Menüs.

Doch da mein Mann und ich keine Kostverächter sind, gönnten wir uns abends gerne noch einige Naschereien. Die Folgen, die das hatte, störten uns wenig. Allerdings trieb Holger Sport, hackte Holz bei seinen Eltern und war viel unterwegs. Ich hingegen hasste Sport und nahm langsam aber sicher ein Kilo nach dem anderen zu. Schon bald zeigte die Waage weit über 90 Kilo an. Doch noch immer störte mich das nicht. Ich interessierte mich für etwas ganz anderes.

Nach fast zwei Jahren Ehe wünschte ich mir ein Kind – aber jetzt und gefälligst sofort. Wir fuhren nach Spanien zum Campen in den Urlaub. Hier hatten Holger und ich Zeit. Sommer, Sonne, Sand und Meer und ein Zelt in dem wir, wann auch immer, tun und lassen konnten, was wir wollten.

Luftmatratzen sind zwar nicht sehr bequem, aber naja – drei, vier Mal am Tag mussten schon sein. Aber ich wurde und wurde nicht schwanger. Ungeduldig wie ich war, schleppte ich Holger zum Arzt, um diverse Tests machen zu lassen. Und ich ließ auch mir einen Termin beim Gynäkologen geben, um meiner „Kinderlosigkeit" auf den Grund zu gehen. Es wurden diverse Tests gemacht und der Frauenarzt meinte nur noch: Diesen Monat kann es nichts mehr mit der Schwangerschaft werden, schauen wir erst einmal, was die Ergebnisse sagen. Aber auch Holger wartete gespannt auf seine „Testurteile". Doch wie das Leben so spielt – an dem Abend, an dem er nun endlich die Testergebnisse vom Arzt bekommen hatte, begrüßte ich ihn schon an der Haustür: „Hallo mein Schatz, bei dir ist alles in Ordnung, nicht wahr?" „Woher weißt du das?", meinte er nur mit einem Lächeln. Nun konnte ich mir mein Grinsen nicht mehr verkneifen: „Ich bin schwanger!" Nur wenige Stunden vorher hatte ich den Test gemacht. Wir freuten uns wahnsinnig.

Als ich das erste Mal wegen der Schwangerschaft zu meinem Arzt ging, wurde meine Freude allerdings schnell getrübt. Nach der Untersuchung sagte er tatsächlich zu mir: „Aus Ihnen kann man ja auch locker zwei machen." Ich kann gar nicht sagen, wie wütend, wie unglücklich und vor allem beschämt ich war. Heute ärgere ich mich, dass ich mich in solchen Situationen nicht öfter gewehrt habe, damals hatte ich oft das Gefühl, es nicht anders verdient zu haben.

Trotzdem: Die Schwangerschaft verlief großartig, das

konnte mir auch dieser Arzt nicht verderben. Ich fühlte mich fantastisch, hatte keine Beschwerden und: Ich nahm NICHT zu. Kein einziges Kilogramm. Ausgerechnet ich, die ihr ganzes Leben mit ihrem Gewicht kämpfte, musste während der Schwangerschaft nichts unternehmen, um nicht zuzunehmen. Ich war glücklich, hatte keine Heißhungerattacken und wollte weder Eiscreme noch saure Gurken. Dazu kam, dass ich mich in meinen Umstandskleidern so wohl fühlte wie selten zuvor in meinem Leben. Ein paar Wochen nach der Geburt wog ich – auch durch das Stillen – sogar 10 Kilo weniger als vorher. Nach der Geburt meines Sohnes Christian interessierte es mich wirklich kaum noch, wie ich aussehe. Ich war Mutter und das gerne und ziemlich ausschließlich. Nur meine Familie war mir noch wichtig. „ICH" stand im Augenblick überhaupt nicht auf dem Tagesplan, dafür gab es keine Zeit. Das kennen wohl viele junge Mütter, auch weil die ersten Wochen mit einem Neugeborenen wahrlich anstrengend sind. Dazu kam, dass ich mit dem Baby viel alleine blieb.

Holger und ich hatten in der kurzen Zeit, die wir hier in Neumünster wohnten, noch keine Freunde gefunden. Da waren nur ich und das schreiende Bündel. Nun fehlte mir meine Mutter doch so manches Mal, denn ich hätte sie gerne um Rat gefragt. Langsam kehrten alte Gewohnheiten zurück: Aus lauter Frust und Hilflosigkeit wurde mal wieder der Kühlschrank mein Verbündeter. Das war meine FKK-Zeit – Fernseher, Kind und Kühlschrank.

Auch wenn ich mir nach Christians Hardcore-Geburt schwor – nie wieder bekommst du ein Kind: Gut vier Jahre später wurde dann doch mein Sohn Mark geboren. Wieder hatte ich eine problemlose Schwangerschaft und nahm nach der Geburt sogar wieder ab. Und ich blieb immer noch in erster Linie das – glückliche – Neutrum Mutter.

Bei so viel Glück über zwei gesunde Kinder schlug das Schicksal an anderer Stelle zu. Holger bekam plötzlich Schmerzen im rechten Auge und konnte nur noch verschwommen sehen. Diagnose: Thrombose und grüner Star. Das Auge wurde blind und musste herausgenommen werden. Wir hatten große Angst, dass auch das andere Auge betroffen sein könnte. Eine schlimme Situation: Ein 4-jähriges Kind, ein Säugling und ein kranker Mann, der vielleicht ganz blind werden würde. Wie sollte es nur weitergehen? Ich erlitt einen Nervenzusammenbruch. Die darauf folgenden Monate lebte ich nur von viel Schokolade, fettem Essen und Beruhigungsmitteln. Und irgendwann wog ich ,plötzlich' 120 Kilo.

Essen war endgültig zur Sucht geworden und ich verhielt mich wie eine Süchtige: Scham und Gier wechselten sich ab, Stress und Kummer ließen mich immer wieder zu dem schon als Kind erlernten Trostmittel „Essen" greifen. Heute kann ich nur schwer begreifen, warum ich so viele Jahre meines Lebens auf das Leben verzichtete. Nicht weil ich krank war, sondern weil ich meine Sucht nicht in den Griff bekommen konnte und vielleicht auch nicht wollte. Ich bezweifle, dass die Frage danach, wer oder was daran Schuld hat, sinnvoll ist. Ich könnte sie auch nicht beantworten. Genauso wenig, wie die Frage, ob ich es schon früher hätte ändern oder gar verhindern können. Wichtig sind jetzt nur die Fragen: Kann ich es in Zukunft verhindern? Bleibe ich weiter auf meinem neuen Weg und wie schaffe ich das? Für mich bleibt das Wissen, dass meine Art zu essen ein Suchtverhalten war, und dass ich damit den Rest meines Lebens mehr oder weniger stark zu kämpfen haben werde.

TIPP - Ernährung in der Schwangerschaft
Während der Schwangerschaft gelten eigentlich keine besonderen Regeln, es schadet Ihnen und Ihrem Kind nicht, wenn Sie sich nach der Methode der flexiblen Fettkontrolle ernähren. Wie jede Schwangere sollten Sie darauf achten, sich ausgewogen und gesund zu ernähren. Haben Sie spezifische Gelüste, sollten Sie denen ruhig nachgeben, aber nutzen Sie die Schwangerschaft nicht als Ausrede.
Besprechen Sie Ihre Ernährung auf jeden Fall mit Ihrem Arzt.

Was Grete gelernt hat ...

Sicher kennen auch Sie diese Familien: Mutter, Vater und Kinder, ganz klassisch, liebevoll wirkend und alle haben Übergewicht. Natürlich kann das auch an einer genetischen Veranlagung liegen, aber in erster Linie liegt es wohl daran, dass die Eltern ihr falsches Essverhalten an die Kinder weitergeben. Bitte machen Sie diesen Fehler nicht. Sagen Sie weder zu Ihrem Partner noch zu Ihren Kindern: „Iss auf, andere haben gar nichts." Kochen Sie lieber weniger. Geben Sie Ihren Kindern keine Süßigkeiten zum Trost. Eine Umarmung kann auch, wenn nicht besser trösten.

Machen Sie Nahrung und Essen nicht zum Liebesbeweis. Sie kochen für Ihre Familie, weil Sie sie lieben. Aber die müssen nicht aufessen, um diese Liebe anzunehmen. Lieben Sie Ihre Familie, indem Sie sie gesund und ausgewogen ernähren. Oder noch besser, lieben Sie sie einfach unabhängig von dem, was gegessen wird.

Ich habe eine Freundin, die sich gar nichts aus Süßem macht. Sie mag keinen Kuchen, keine Torten, keine Schokolade, kein Eis. Sie erklärt das damit, dass sie als Kind auch wenig Zucker bekommen hat. Zum Naschen gab es, wenn überhaupt, Rosinen, Eis war tiefgefrorener Orangensaft, Kuchen wurde mit Obst aus dem Garten gebacken und richtig süße Kuchen gab es nur zu Geburtstagen. Sie hat einfach nicht gelernt, Zucker zu mögen.

Sie geben Ihren Kindern mit auf den Weg, wie sie sich für den Rest ihres Lebens ernähren werden. Zudem erleichtern Sie so auch sich das Leben. Sie müssen nicht all die Versuchungen wie fettige Chips, Schokolade oder Sahneeis immer im Haus haben, um Ihre Familie zu erfreuen.

TIPP - Wie koche ich für die Familie

Fettarme Ernährung schadet nicht, also können Sie Ihre Familie ruhig in Ihre neue Ernährung mit einbeziehen. Aber natürlich werden die Familienmitglieder, die nicht abnehmen wollen oder müssen, ihre Sahnesoßen vermissen. Ich habe mir immer einfach ein bisschen Soße abgefüllt beziehungsweise abfüllen lassen, falls ich nicht selbst gekocht habe, bevor die Sahne dazu kam. Ob Sie Ihr Fleisch nun in Butter oder Wasser anbraten, wird kaum jemand bemerken. Bei den meisten Rezepten müssen Sie ja nur einzelne Zutaten austauschen. Im Grunde können Sie und Ihre Familie genau so weiter essen wie bisher. Anfängliche Widerstände – Gewohnheiten sind schwer zu durchbrechen – sollten Sie einfach aussitzen. Meist legt sich der Protest schnell, besonders wenn Ihre Familie merkt, wie gut es Ihnen tut.

TIPP – Kleine Tricks für Not- und Rückfälle

- Heben Sie keine Reste auf, die Sie verführen könnten. Frieren Sie alles sofort ein.
- Vollkornbrot hält Sie länger satt als weißes Brot.
- Bitterstoffe sind gut gegen Heißhunger. Trinken Sie zum Beispiel eine Tasse Kaffee oder eine Tasse Schafgarbentee.
- Lust auf Süßes? Versuchen Sie es doch mal mit Obstsalat!
- Akzeptieren Sie, dass Sie in Versuchung geraten können. Niemand ist so stark, keine schwachen Momente zu haben. Geben Sie also nicht auf. Bevor Sie naschen, essen Sie sich erst einmal mit nahrhaften Produkten satt. Das verhindert den süßen Heißhunger. Essen Sie, wenn es möglich ist, alles bewusst, langsam und mit Genuss.

„Kein Wunder, so wie ich aussehe"

Nun war es so weit, Sorgen, Kummer und mangelnde Eigenliebe hatten es geschafft: Ich war dick, nein fett, wie es der schöne Walfisch-Witz sagt: „Ich war so dick, dass Greenpeace mich zurück ins Wasser bringen wollte." Ich hasste es, hasste mich, hasste meinen Körper und an einigen Tagen hasste ich mein Leben. Egal was passierte, ich bezog alles auf mein Gewicht. Ob ich an der Fleischtheke warten musste oder mich jemand anrempelte, alles fiel in das Raster „Ist ja klar, so wie ich aussehe."

Heute weiß ich, dass ich noch eine einigermaßen vergnügte Dicke war. In meinen Gruppen höre ich oft von Frauen, die sich völlig zurückziehen und sich für ihre gesamte Umgebung als Zumutung empfinden. In meinem Freundeskreis und bei meiner Familie fühlte ich mich wohl und nach wie vor angenommen. Allerdings vermied ich Situationen, in denen ich Fremden begegnen könnte, besonders Feierlichkeiten, bei denen es Essen geben würde. Ausgegangen bin ich in diesen Jahren kaum noch. Wenn wir eingeladen wurden, musste mein Mann meist allein zu den Feiern gehen. Direkt sagte ich es nie, aber ich erfand ständig neue Ausreden. Ich konnte ja die Kinder nicht alleine lassen oder hatte ‚plötzlich' Kopfschmerzen. Und wenn das nichts half, fing ich mit meinem Mann einen Streit an und blieb dann mehr oder weniger unglücklich zu Hause in der Nähe meines Kühlschranks. Ich schämte mich zu sehr für meinen Körper.

Als ich dann doch einmal mutig mitging, passierte natürlich etwas Peinliches. Wir waren bei Nachbarn zum Kaffeetrinken eingeladen. Stühle mit Armlehnen sind für Dicke sowieso schon schwierig. Ich hatte immer Angst, nicht hineinzupassen oder dass er mein Gewicht nicht hält. Genau das passierte mir an diesem Tag. Ich saß am Ende des Tisches, hinter mir war der Wohnzimmerschrank. Aus heiterem Himmel bricht der Stuhl zusammen, und ich liege zwischen Schrank und Tisch eingekeilt am Boden. Alleine konnte ich mich aus dieser Situation nicht befreien. Wie der berühmte Käfer lag ich hilflos auf dem Rücken. Um mich aus dieser Lage zu befreien, mussten alle Gäste aufstehen und den Tisch verrücken. Ich wollte im Erdboden versinken und stand stattdessen minutenlang im Mittelpunkt der Gästeschar. Die Gastgeberin wollte die Peinlichkeit überspielen und sagte zu ihrem Mann: „Ich hab dir doch gesagt, mit dem Stuhl stimmt was nicht, der wackelt schon länger." Aber ich dachte nur „Nein, bei mir stimmt was nicht." Um die Sache abzurunden, brach ich in der nächsten Woche bei der gleichen Nachbarin auch noch mit der Gartenbank zusammen. Die war zwar wirklich verrottet und wäre vermutlich bei nächster Gelegenheit unter einem Kaninchen zusammengebrochen, aber das half mir in der Situation nur wenig. Leicht erschüttert bot ich ihr an: "Nächstes Mal bringe ich mir meinen Stuhl selbst mit." Und das tat ich ab da auch, aber meine Lust die eigenen vier Wände zu verlassen, war erst einmal wieder gestillt.

Bei einer anderen Gelegenheit wollte ein Bekannter

leicht angetrunken besonders witzig sein: „Intelligenz säuft, Dummheit frisst." Ich entschuldige so etwas, aber vergessen kann ich das nicht. Und man merkt ja auch immer wieder, dass viele Leute diesen Blödsinn glauben.

Meine Erfahrungen beim Einkaufen waren auch nicht viel erfreulicher. Obwohl ich ja nun wirklich nicht zu übersehen war, hatte ich oft das Gefühl unsichtbar zu sein. Ein Kunde nach dem anderen wurde bedient, nur ich stand noch immer am Tresen und wartete. Es entsteht schnell der Eindruck, dass Dicke als behindert oder leicht beschränkt angesehen werden. Und natürlich führen solche Erfahrungen in den bekannten Kreislauf des Frusts und enden mit einem weiteren Überfall auf den Kühlschrank.

Inzwischen war ich schon so verzweifelt und hilflos, dass ich nur noch aus dem Haus ging, um einzukaufen, um Nachschub zu beschaffen. Mein Nervenkostüm wurde immer dünner und immer seltener besuchte ich mal eine Freundin. Das Leben schien mir immer weniger Sinn zu haben, und ich hatte an fast nichts mehr Freude. Meine psychosomatischen Beschwerden häuften sich. Ständig war mir schwindelig, mein Herz raste aus unerfindlichen Gründen, meine Kehle war wie zugeschnürt, ich hatte Erstickungsanfälle, der ganze Körper zitterte und im Kopf empfand ich einen Druck, als wenn er zerspringen würde. Nur die kurzen Momente, in denen ich mal wieder sehr viel gegessen hatte und „high" war, ließen mich zur Ruhe kommen, weil mir dann alles egal war.

So langsam wurde mir klar, dass ich dringend etwas unternehmen musste. Also fing ich wieder einmal mit Diäten an. Ich probierte alles aus: Brigitte, Low Carb, Glyx, Atkins, Sommerdiät, Winterdiät und, und, und… Ich besuchte Gruppentreffen, probierte Drinks, nahm Tabletten aus der Apotheke, kaufte Gerichte zum Abnehmen und einen Gummianzug, mit dem man nachts durch Schwitzen abnehmen soll. Nichts half wirklich, aber wenn doch mal was funktionierte, dann nur vorübergehend. Kurzzeitige Erfolge, die so schnell schwanden, wie sie kamen.

Auch der hervorragende Ratschlag einer Bekannten, die ziemlich schlank ist, funktionierte nicht wirklich. Sie meinte nämlich, und sicher war das nur gut und erstaunlicherweise ernst gemeint: „Iss doch einfach nichts mehr!" Herrje, wenn das so einfach wäre! Ist es nicht, wir wissen das. Und nebenbei, nichts zu essen ist genauso ungesund, wie zu viel zu essen.

So stieg mein Gewicht langsam aber sicher immer weiter an. 10 Kilo abnehmen, 15 Kilo zunehmen, 6 Kilo runter, 9 wieder drauf. Die Hoffnung stirbt zwar zuletzt, aber am Ende jeder Diät war mein Gewicht meist höher als vorher. Vor jedem neuen Versuch hieß es: Machen Sie unsere Diät, dann versprechen wir Ihnen, dass Sie keinen Jojo-Effekt haben werden. Pustekuchen: Wenn man wieder isst wie vorher, wird man auch wie vorher. Wie konnte ich diesem Teufelskreis nur entkommen?

Da mein Mann, meine Kinder und Freunde mein Gewicht akzeptierten, meine Kinder kannten mich ja auch eigentlich nur dick, bekam ich von außen wenig Motivationshilfe. Die Demütigungen und Unannehmlichkeiten, die sich aus meiner Adipositas ergaben, schob ich dann wieder weit von mir. Die meisten Diäten fing ich „**morgen**" an. Aber irgendetwas kam dann ja doch wieder dazwischen. Wenn ich ein paar Wochen durchhielt, glaubte ich zwischendurch eine Pause machen zu können. Ich beruhigte mich damit, dass ich doch schon gut abgenommen hätte und dann demnächst mal wieder weiter machen würde. Doch ich nahm nicht nach einer kleinen Pause weiter ab, sondern langsam aber sicher wieder zu. Das Muster, das sich bei mir einfach viel zu tief eingebrannt hat, war so nicht mehr zu entfernen.

Ich werde den Rest meines Lebens auf mein Ernährungsverhalten achten müssen, denn die Vorstellung, dass Essen tröstet, werde ich nie ganz verlieren. Es funktioniert ja auch im ersten Moment, bis dann nach kürzester Zeit die Reue kommt. Essen bleibt eine Sucht, auch wenn ich es geschafft habe, meine Ernährung umzustellen und normal damit umzugehen. Ich bin eine ‚trockene Esskranke‘. Es ist wie mit jeder anderen Sucht. Schneller als man denkt, verfällt man wieder in alte Gewohnheiten. Egal ob Rauschgift, Alkohol, Tabletten, Nikotin oder andere Süchte. Essen ist, denke ich, genau das Gleiche. Erschwerend kommt allerdings noch hinzu, dass alle anderen Rauschmittel nicht zur Lebenserhaltung erforderlich sind. Essen kann und sollte man sich nicht vollständig abgewöhnen.

Beim Kleiderkaufen, beim Arzt, im Kino, an der Wursttheke, am Strand. Egal wo und egal ob berechtigt, irgendwann dachte ich nur noch, dass mich alle abfällig anschauen. Ich konnte gar nicht mehr anders, als es auf das Dicksein zu beziehen. Jeder Streit, jede Unhöflichkeit, alles war nur, weil ich dick bin. Und immer öfter dachte ich auch, ich hätte es verdient: „Kein Wunder, so wie ich aussehe, müssen die ja so mit mir umgehen." Dabei ist das völlig absurd, und ich verstehe es selbst kaum. Ich beurteile Menschen auch nicht nach ihrem Äußeren. Das hat mit dem liebenswerten Menschen, den ich schätze, nichts zu tun. Aber ich war zu dem Zeitpunkt wohl schon zu verfangen in meinem negativen Denken, dass ich nicht mehr logisch oder objektiv sein konnte. Selbst wenn ich meinen Kindern gesagt habe, achtet nicht so sehr auf Äußerlichkeiten, Schönheit vergeht und das, was dann übrig bleibt, das zählt. Auf mich selbst habe ich das nie wirklich bezogen.

Eines Tages las ich in einer Zeitschrift einen Bericht über Magenbänder, Magenballons und Magenbypass. Das schien die Rettung. Es gab etwas, das mir einfach so helfen konnte, schlank zu werden. Dass „einfach so" eine schwere Bauchoperation ist, die in den meisten Fällen der Patient selbst zahlen muss, einschließlich der Folgekosten, war mir völlig egal. Ich hätte jeden Betrag bezahlt, wenn mir nur geholfen wird. Ich meldete mich also bei einem Arzt eines Krankenhauses, das Magenbänder implantiert, zur Untersuchung und Information an. Der Arzt beantwortete mir bereitwillig alle Fragen und wollte wissen, welches Gewicht ich glaubte, durch diese Operation erreichen zu können. Zu dieser Zeit hatte ich noch nicht mein absolutes Höchstgewicht von 132 kg, sondern ‚nur' 124 kg. „Mit 90 Kilo wäre ich schon zufrieden", meinte ich. Dem Arzt, selbst sehr schlank, gefiel meine Einstellung, denn viel weniger als 90 Kilogramm könnte ich auch mit dem Magenband nicht erreichen. Alles andere sei unrealistisch. Mir war es Recht, Hauptsache, ich könnte irgendetwas tun. Also ging ich einmal im Monat zu einer Gruppe, in der sich Patienten, die schon ein Magenband haben und Leute, die noch eines bekommen möchten, treffen. Die Gespräche wurden von einer Psychologin geleitet, um die Hintergründe der Adipositas und das richtige Verhalten im Bezug auf die Ernährung nach der Implantation des Magenbandes zu besprechen. Im Geiste war ich schon schlank, dank des Magenbandes. Doch je mehr Gruppenmitglieder ein Magenband bekamen, desto klarer wurde mir, dass es auch nur ein Hilfsmittel ist. Man lässt sich nicht einfach ein Magenband einsetzen und wird dann von alleine schlank. Auch hierbei müssen Ernährung und Verhalten geändert werden. Immer wieder hatte ich den Eindruck, dass die Patienten mit Magenband eher dagegen arbeiteten anstatt damit. Frei nach der Devise: „Wie überliste ich mein Magenband?" Denn das Magenband ist auch eine große Einschränkung der Lebensqualität. Man kann sich eben auch nichts mehr gönnen, selbst wenn man will. Auch wenn es eine Ausnahme sein soll, selbst ein einziges besonderes und sicher auch exquisites Weihnachts- oder Hochzeitsessen mit „All-you-can-eat" ist dann für den Rest des Lebens nicht mehr möglich.

Bei einer dieser Sitzungen wurde mir plötzlich klar: Es gibt kein Mittel, das mich einfach schlank macht. Keine Pille, kein Band, kein Shake, kein Wundermittel: Es kommt kein Zauberer und macht mich schlank. Das kann nur ich selbst machen, nur ich.

Nein, ich war nicht verzaubert, nein, ich fing nicht sofort an, mein Leben und mein Essverhalten zu ändern. Aber ich glaube heute, dass ich es nicht geschafft hätte, wenn mir diese Tatsache nicht so deutlich vor Augen geführt worden wäre.

Es kommt kein Zauberer

Die Hoffnung etwas gefunden zu haben, was mich schlank macht, ohne dass ich etwas dafür tun musste, war zwar wieder einmal dahin, aber ich hatte etwas begriffen, das eigentlich für alles im Leben gilt.

Wenn du im Leben wirklich etwas für dich erreichen oder verändern willst, dann musst du es selbst tun. Niemand wird es dir abnehmen.

Unterm Strich habe ich ohne die Operation und das Magenband mehr abgenommen, als mir der Arzt im besten Fall in Aussicht gestellt hatte und dazu sehr viel schneller als die erfolgreichsten Gruppenteilnehmer, die ein Magenband hatten. Aber wir alle sind in unterschiedlichem Ausmaß bequem und gegen alle Vernunft hoffen wir, dass sich unangenehme Angelegenheiten von alleine, durch jemand anderen oder irgendetwas, egal was es sein mag, regeln. Sie tun es nicht. Rechnungen zahlen sich nicht von allein, Teppiche saugen sich nicht selbst und unser Gewicht zaubert auch nicht einfach jemand herunter. „Mach mich schlank" ist ein vergeblicher Hilferuf. Das erledigt niemand für uns, das müssen wir selbst machen. Wir können und sollten Unterstützung annehmen, wenn sie uns angeboten wird. Aber wir, nur wir selbst, können etwas an unserem Leben ändern. Das Gute daran: Mit etwas Willenskraft schaffen Sie das. Wir schaffen das!

Selbstwahrnehmung überprüfen

Auch wenn wir glauben, dass uns all das Schlechte und Unangenehme dieser Welt nur begegnet, weil wir dick sind, so ist es nicht. Es gibt unfreundliche Menschen, die sind auch zu schlanken Menschen unfreundlich. Der Unterschied ist nur, dass der schlanke Mensch sagt: „Was für ein Widerling", und es nicht weiter auf sich bezieht. Wir neigen dazu, zu denken, wir hätten es nicht anders verdient – haben wir aber!

Ich habe festgestellt, dass sich diese Haltung bei mir schon sehr früh während des Abnehmens geändert hat. Auch wenn mein Gegenüber nur die Dicke sah, ich wusste, dass ich auf dem Weg zur Schlanken bin. Der andere konnte ja nicht wissen, dass ich noch vor wenigen Wochen 20 Kilo mehr gewogen habe. Und natürlich habe ich Rückfälle. Selbst jetzt mit meinem Wunschgewicht bin ich gedanklich oft noch dick. Das alles sagt mir nur – unsere Selbstwahrnehmung ist ziemlich im Eimer. Eine Freundin von mir, die auch sehr viel abgenommen hat, formulierte es so: Als ich plötzlich in Kleidergröße 38 passte, dachte ich nicht „oh ich bin schlank", sondern „die haben die Größen geändert". In ihrem Selbstbild war sie immer noch dick.

Auf der anderen Seite ist es verkehrt zu glauben, dass sich all unsere Probleme gelöst haben, wenn wir erst einmal schlank sind. Das haben sie nicht. Im Gegenteil, Sie werden feststellen, die meisten Probleme hatten überhaupt nichts mit Ihrem Gewicht zu tun. Das Leben ist eben leider kein Julia-Roman, an dessen Ende wir im Arm des verwegenen Prinzen in den Sonnenuntergang reiten. (Sollte dies doch einer von Ihnen gelingen, sagen Sie mir doch bitte Bescheid, damit ich ein bisschen mitträumen kann). Normalerweise müssen aber nach wie vor die Kinder erzogen, die Rechnungen bezahlt, der Job gemeistert und der Mann betüddelt werden. So wie es in „dick" auch war. Und stellen Sie sich vor, für Ihre Familie, Freunde, Lieferanten und Ihren Arbeitgeber macht es kaum einen Unterschied, ob Sie dick oder dünn sind.

Aber es macht einen Unterschied, wenn Sie lebensfroher und fröhlicher sind und das beginnt *heute*, denn Sie wissen, dass Sie es schaffen können, dass Sie Ihr Leben in der Hand haben.

TIPP – Ziele richtig setzen

Setzen Sie sich Ziele, die Sie erreichen möchten und können. Nach meiner Erfahrung gibt es zwei Grundtypen: Menschen, die hochgesteckte Ziele brauchen, damit sich ihr Ehrgeiz entwickelt und Menschen, die erreichbare Ziele benötigen, um durchzuhalten. Überlegen Sie sich, was für ein Typ Sie sind und formulieren Sie Ihr Ziel entsprechend. Für mich hat es sich sehr bewährt, ein Endziel und Etappenziele zu haben. Mein Endziel hat sich zum Beispiel auch immer verschoben, erst sollten es 85 Kilo sein, dann merkte ich, dass es noch weitergehen kann, also setzte ich mir 80 Kilo als Endziel. Zum Schluss waren es dann 75 Kilo. Etappenziele haben den Vorteil, dass Sie immer wieder kleine Erfolge feiern können, zum Beispiel alle 5 oder 10 Kilo. Eine Frau aus meinen Selbsthilfegruppen hat ihr Endziel erst verschoben, als sie ihr Ziel – 60 Kilo – erreicht hatte. 58 Kilo war nun das Wunschgewicht. Zwei Kilo Spielraum, falls es mal etwas zu feiern gibt und das Essen wirklich zu lecker ist. Eine gute Idee. Und es gelingt ihr mit diesem kleinen Trick sehr erfolgreich.

Setzen Sie sich Ziele und verlieren Sie die nie aus den Augen, aber vergessen Sie darüber nicht, Ihre Fortschritte zu registrieren.

Hängen Sie sich doch eine Liste mit Ihren Etappenzielen an den Kühlschrank oder über den Schreibtisch und stellen Sie sich vor, wie befriedigend es sein wird, eins nach dem anderen durchzustreichen und zu denken: geschafft!

TIPP – Alkohol

Alkohol hat zwar kein Fett, verhindert aber die Fettverbrennung. 0,33 l Bier blockieren 11 g Fett, ein Glas Wein 15 g und ein Glas Sekt 7 g. Wenn Sie am Ende des Tages noch ein paar Fettpunkte übrig haben, gönnen Sie sich ruhig mal ein Gläschen, aber im Großen und Ganzen sollten Sie auf Alkohol verzichten.

Tipp – Meersalz

Nehmen Sie lieber Meersalz als normales. Es entsäuert den Körper. So kann er fehlende Mineralien bunkern und das hilft dem Körper Fettzellen zu leeren. Im Gegensatz zum Kochsalz enthält es 80 Mineralstoffe. Und das schon in genau der Dosierung, die der Körper braucht. Schon im Fruchtwasser der Mutter ist diese Zusammensetzung enthalten. Frauen sollten es während der Menstruation nur sparsam oder gar nicht verwenden.

„Essen Sie doch, wann Sie wollen"

Nun hatte ich wirklich alle Möglichkeiten, mein Gewicht dauerhaft zu reduzieren, ausprobiert. Und nichts hatte so richtig geholfen. Ich war ratlos, völlig entmutigt und dachte: Nun bin ich 50 Jahre alt, mitten in den Wechseljahren und fett. In meinem Leben passiert sowieso nichts mehr. Auf mich wartet nur noch das Altersheim, wenn ich nicht vorher platze. Auch egal, interessiert mich alles nicht mehr. Zu meinen Söhnen sagte ich damals, ich hätte die Hoffnung aufgegeben, dass sich noch mal etwas ändert. Das hört sich vielleicht lächerlich an, aber mir war bestimmt nicht zum Lachen zumute. Die Kinder waren groß und brauchten mich nicht mehr, arbeiten konnte ich mit meinen psychischen und körperlichen Einschränkungen auch nicht.

Zu meinen psychosomatischen Beschwerden, die mir bis heute zusetzen, waren aufgrund meines Übergewichts mittlerweile noch Bluthochdruck und eine Fettleber gekommen. Als ich wieder einmal beim Arzt war, um mir ein Rezept zu holen, meinte der zu mir: „Ihre körperlichen Beschwerden werden immer mehr werden. Und Sie haben ja nun wirklich schon fast alles probiert. Hätten Sie nicht Interesse daran, eine Kur zum Abnehmen zu machen?" Ich überlegte nur kurz und dachte bei mir: Ich weiß zwar nicht, was der sich davon verspricht, aber bei drei Wochen Urlaub mit Krankenkassenzuschuss sage ich nicht nein. Also antwortete ich:

„Ja, sicher, warum nicht?" Wirklich optimistisch ging ich nicht an die Sache heran, ich hatte 60 Kilo Übergewicht und wirklich alles ausprobiert, um daran etwas zu ändern. Drei Wochen in irgendeiner Klinik würden da auch nichts Neues bringen. Wenn es da gut läuft, würde ich sogar zwei, drei Kilo abnehmen, zu Hause habe ich die Kilos nach spätestens drei Wochen wieder drauf.

Vier Wochen später machte ich mich mit Sack und Pack auf zur Kur in die Spessart-Klinik nach Bad Orb. Eigentlich ohne Sack und Pack. Mich in den Zug zu befördern war schon schwierig genug, mit Gepäck schaffte ich das gar nicht mehr, also hatte ich die Koffer sicherheitshalber vorausgeschickt.

Freitag, der 23. Juni 2006. Es war heiß, als ich mit dem Taxi durch den schönen, alten Park fuhr, in dem die Klinik liegt. Ein Gebäude für Erwachsene und in einiger Entfernung eins für adipöse Kinder. An der Rezeption warteten schon meine Koffer und mein Zimmerschlüssel. Schnell verstaute ich alles in meinem Zimmer und ging in den Speisesaal. Nach sieben Stunden Fahrt hatte ich Hunger und wollte das Mittagessen nicht verpassen.

Das Ankunftswochenende hatte weder Programm noch Anwendungen. Die Patienten sollten sich erst einmal an ihre neue Umgebung gewöhnen. Die Zeit war auch notwendig: In den vielen Gängen mit den vielen Türen verirrte ich mich so einige Male. Anfangs ärgerte ich mich, dass es keine Wegweiser gab, aber später wurde mir erklärt, dass das dazu führt, dass die Neuankömmlinge andere Patienten fragen müssen und sie so miteinander ins Gespräch kommen. Das funktionierte prima. Insgeheim glaube ich aber auch, dass es um die ganzen zusätzlichen Wege geht, die man dadurch macht – jeder Gang macht schlank.

Mein Zimmer war sehr schön, nett eingerichtet und ich fühlte mich dort gleich wohl. Von meinem Balkon aus hatte ich einen wunderbaren Blick über den Spessart. Aber am besten gefiel mir das Schwimmbad, das man nutzen kann, wenn dort keine Anwendungen stattfinden. Und abends ab acht Uhr sowieso. Hier hatte ich keine Hemmungen und konnte endlich wieder nach Herzenslust schwimmen. Das habe ich dann auch jeden Abend in diesen drei Wochen voll ausgekostet.

Aber Montagmorgen fing der Ernst der Kur an: Voruntersuchung beim Arzt, Verschreiben der Anwendungen und – die Waage. Ich hatte mich seit Monaten nicht mehr gewogen. Das letzte Mal hatte die heimische Waage stolze 124 Kilo angezeigt. Doch die Digitalwaage der Spessart Klinik zeigte noch mehr an: 132 Kilogramm! Ich wollte es nicht glauben, die Waage musste kaputt sein. Auch wiederholtes Wiegen brachte kein anderes Ergebnis: 132 Kilogramm. Ich war geschockt. Über 130 Kilo, als ob das noch einen Unterschied gemacht hätte, aber mir kam es so vor. Vielleicht war dieser Schock, vor Zeugen, der letzte Anstoß, den ich brauchte: Nun bist Du schon mal hier, jetzt oder nie.

Am nächsten Morgen ging es dann los – Nordic Walking. Vor dem Aufstehen, vor dem Frühstück, im Grunde noch bevor ich richtig wach war. Grauenhaft! Bewegung war für mich immer etwas gewesen, das es zu vermeiden galt. In meinem Elternhaus war Sport kein Thema und mein Vater zitierte immer begeistert Winston Churchill: „Sport ist Mord." Die einzige sportähnliche Aktivität bestand darin, im Sommer bei schönem Wetter vielleicht mal Schwimmen zu gehen. Jede weitere überflüssige Bewegung wurde vermieden. Die einzige Ausnahme waren Sonntagsspaziergänge mit meinen Eltern bei gutem Wetter. Auch eine eher freudlose Angelegenheit. Sittsam, brav und frisch gewaschen. Und zu allem Überfluss auch noch in den Sonntagsklamotten, die nur für Geburtstage, Ostern, Weihnachten und solche blöden Spaziergänge gekauft oder genäht wurden. Die kniffen und zwickten und waren weiß Gott nicht mein Geschmack. Meine Mutter hatte sie ausgesucht und der Vater musste sie auch noch für gut und anständig befinden. Ob ich sie leiden mochte, interessierte niemanden. So musste einmal durch Bredstedt spaziert werden. Das war so üblich, um die ordentliche, glückliche, deutsche Familie zu demonstrieren.

Somit wurde also jede Bewegung mit unschönen Erlebnissen verbunde. Und mit steigendem Gewicht und seinen Begleiterscheinungen wie geschwollene Füße und Beine, schmerzende Hüfte, Rückenschmerzen und Atemnot, reduzierte sich jede Bewegung irgendwann auf das Nötigste. Am liebsten wäre ich mit dem Auto bis zum Sofa gefahren. Natürlich hatte ich bei jedem neuen Versuch abzunehmen auch mit Gymnastik, Fitnessstudio, schnellem Gehen oder Schwimmen angefangen. Aber nach spätestens sechs Wochen wurden die guten Vorsätze über Bord geworfen. Mir fehlte jegliche Motivation. Doch in der Klinik gab es keine Ausreden. Ich musste morgens Laufen, es gehörte zu meinem Kurplan.

In der Spessart-Klinik werden nicht nur adipöse Patienten behandelt. Infolgedessen waren in meiner Nordic-Walking-

Gruppe auch nicht-übergewichtige Patienten. Die Strecke, die wir zurücklegten, führte durch den Park von Bad Orb und entlang der Salinenanlage. Eigentlich kein besonders schwieriger Weg, heute lache ich darüber. Aber mit meinen 132 kg war es eine wahnsinnige Anstrengung. Mir lief der Schweiß in Strömen herunter und hinterher brauchte ich noch ziemlich lange, um wieder zu Atem zu kommen. Ich kam immer erst eine halbe Stunde nach den anderen am Frühstückstisch an. Damals dachte ich: „Mensch, ist das eine Rosskur und das alles schon am frühen Morgen". Heute weiß ich, dass die Fettverbrennung morgens am intensivsten ist. Denn vor dem Frühstück sind die Kohlenhydratspeicher des Körpers leer und beim Sport geht es gleich an die Fettreserven. Zum Glück waren die anderen Aktivitäten nicht ganz so anstrengend. Denn es wurde nicht nur Nordic Walking betrieben. Jeden zweiten Morgen, natürlich auch vor dem Frühstück, ging es ins hauseigene Schwimmbad zum Aqua Fitness. Darauf freute ich mich deutlich mehr, das machte mir Spaß. Im Wasser hatte ich mich schon immer wohlgefühlt. Sicher liegt das auch daran, dass man im Wasser nur ein Achtel seines tatsächlichen Körpergewichtes wiegt. Aqua Fitness ist zum Abnehmen sehr gut geeignet.

Doch Sport allein reicht zum Abnehmen natürlich nicht aus. Das Wichtigste ist die Ernährung. Das „System Spessart-Klinik" basiert auf einer ganz einfachen Grundlage: Um das Gewicht zu reduzieren, sollen nicht mehr als 30 g Fett am Tag gegessen werden. Eiweiße und Kohlenhydrate werden zwar nicht mitberechnet, aber berücksichtigt. Das ist das ganze Geheimnis. So müssen auch Menschen, die gerne viel essen, nicht hungrig bleiben. Das ist bei dieser Ernährungsform (es ist keine Diät) der flexiblen Fettkontrolle das Schöne. Jeder sollte (fast) alle seine Angewohnheiten in puncto Essen beibehalten. Essen Sie morgens Müsli, tun Sie das weiterhin, aber nehmen Sie fettarme Milch. Essen Sie abends warm, bleiben Sie dabei. Brauchen Sie am Nachmittag eine Zwischenmahlzeit, verkneifen Sie sich das bloß nicht. Wichtig ist nur, dass über den Tag verteilt, nicht mehr als 30 g Fett, aber auch nicht weniger als 20 g Fett verzehrt werden. Die Ausnahmen sind Lebensmittel, die kein oder fast kein Fett haben, aber sehr viel Zucker. Diese Lebensmittel, meistens sind es Naschereien, sollten nur in kleinen Mengen genossen werden. Das ist die kleine Lücke im System, durch die man sich selbst betrügen kann. Nein, Sie werden nicht abnehmen, wenn Sie jeden Tag drei Tüten Gummibärchen essen, auch wenn die kein Gramm Fett haben.

Das ganze Geheimnis meines Abnehmens ist:

Nicht mehr als 30 g Fett am Tag und viel Bewegung.

Das ist eine Ernährungsform, die Sie Ihr Leben lang beibehalten können. Wenn Sie Ihr persönliches Wunschgewicht erreicht haben, können Sie bis zu 60 g Fett täglich zu sich nehmen, um Ihr Gewicht zu halten. Wie viel Fett pro Tag für genau Sie persönlich richtig ist, müssen Sie einfach ausprobieren. Jeder Stoffwechsel ist ein wenig anders.

Die Spessart-Klinik bietet morgens und abends ein großes Buffet, an dem sich alle Patienten selbstständig bedienen können. Vor jedem Lebensmittel ist auf einem kleinen Kärtchen der Fettgehalt angegeben. Dadurch ist jeder für sich selbst verantwortlich und entscheidet, wie viel Fett er zu sich nehmen will. Ich finde dieses Konzept sehr gut, da ich nach der Kur ja auch selbst entscheiden muss, ob ich Mageres oder Fettes auswähle.

Trotzdem, in den ersten zwei Nächten schlief ich nachts kaum. Um 18 Uhr gab es Abendessen, danach ging ich mit den neuen Bekannten, die man hier schnell findet, spazieren. Zum Abschluss des Tages drehte ich dann noch eine Stunde meine Runden im Schwimmbad. Herrlich. Leider hatte dies auch negative Effekte. Ich hatte zwar einiges an Kalorien verbrannt, aber mittlerweile auch wieder Hunger bekommen. Mein Magen knurrte gewaltig. Er brauchte etwas zu essen, doch da war kein Kühlschrank, keine Schublade mit Naschereien, die ich zu Hause in den nächsten Stunden bestimmt geplündert hätte. Ich hätte die Tapete von den Wänden essen können. Einige ganz schlaue Patienten hatten sich am Nachmittag im Supermarkt um die Ecke ihren Vorrat für zwischendurch zugelegt. Aber das wollte ich nicht, ich wollte jetzt abnehmen, dies war meine letzte Chance, das wusste ich. Doch dieser Hunger abends und nachts und das drei Wochen lang? Das würde ich nie und nimmer durchhalten.

Die Ernährungsberaterin Frau Roth war bei den Mahlzeiten im Speisesaal immer anwesend. Nach zwei schlaflosen Nächten fasste ich mir ein Herz, ging zu ihr und erzählte ihr von meinem Problem, spät am Abend noch etwas essen zu müssen. Ich erwartete strenge und vielleicht ein wenig mitleidige Blicke, stattdessen sagte sie lächelnd: „Das kenne ich auch. Ich sage in der Küche Bescheid, dass Sie einen Teil Ihres Abendbrotes mit aufs Zimmer nehmen dürfen. Wenn

Sie dann später Hunger kriegen, können Sie es dort essen. Egal um welche Uhrzeit." Nach meiner Erfahrung ist es völlig egal, wann man sein Essen zu sich nimmt. Hauptsache die Vorgabe, nicht über 30 Gramm Fett zu sich zu nehmen, wird eingehalten.

Selbstverständlich wurde die Ernährungsumstellung nicht nur in der Praxis durchgeführt. Frau Roth, die auch nicht so superschlank ist und sich sehr gut in Übergewichtige hinein versetzten kann, gab uns Informationen über gesunde und fettarme Ernährung. Und in der hauseigenen Lehrküche konnte ich mit anderen Patienten die Zubereitung fettarmer Speisen erlernen.

Eine Kur ist wie Urlaub vom richtigen Leben. Man hat keine andere Aufgabe, als sich um sich selbst zu kümmern. Wer will, lernt schnell nette Leute kennen, mit denen man sein Schicksal teilt. Und mir passierte etwas, was ich seit Jahren nicht erlebt hatte: Ich wurde angeflirtet und mir wurde vorbehaltlose Sympathie entgegen gebracht. Das hat mich während der Kur sehr motiviert und gleichzeitig haben mehrere andere sich mit mir über jeden kleinen Erfolg gefreut.

Die drei Wochen vergingen wie im Flug und der Abschied fiel mir schwer. Ich hatte in dieser kurzen Zeit schon 12 Kilo abgenommen. Aber ich war mir ganz und gar nicht sicher, dass ich es schaffen würde, zu Hause weiter zu machen, wenn mich nicht mehr jeden Tag jemand an die Hand nehmen und motivieren würde. Meine Angst, dass mir dasselbe passieren würde, wie bei all meinen anderen Abnehmversuchen, war ziemlich groß. So stolz ich auf diese 12 Kilo war, sie waren nur der Anfang eines langen Weges. Es lagen noch viele, viele Kilos vor mir, besser gesagt, sie hingen noch an mir. Die Klinik hatte mir zwar das notwendige Wissen vermittelt, aber jetzt würde ich auf mich allein gestellt sein. So eine Kur ist ein wundervoller Einstieg, um die Kurve zu kriegen, aber nach wenigen Wochen vorbei und dann geht es ja eigentlich erst richtig los. Es ist wie bei fast allem im Leben: *Wie es geht, können einem andere erzählen, aber machen muss ich es ganz allein.*

Die Spessart-Klinik Bad Orb

Die Klinik liegt mitten im idyllischen Spessart, eine Gegend, die für ihr Herz-Kreislauf-freundliches Klima schon lange berühmt ist. Die Erwachsenenklinik und die separate Kinderklinik liegen ruhig in einem kleinen Park mit sehr alten großen Bäumen. Zur Fußgängerzone des hübschen Ortes Bad Orb sind es nur fünf Gehminuten. Die Atmosphäre in der Klinik entspricht eher einem Hotel als einer medizinischen Einrichtung, trotzdem ist dort für die notwendige medizinische Betreuung gesorgt. Die Zimmer sind schön und freundlich eingerichtet, die meisten haben sogar einen Balkon. Es gibt ein Schwimmbad, Sauna, Solarium, Fitnessgeräte und eine Sporthalle. Für die Freizeit bietet Bad Orb ein reichhaltiges Kulturprogramm an. Der Kurpark des Ortes mit seinem Rosarium und der Salinenanlage ist traumhaft. Während einer Kurwoche zur Gewichtsreduktion erhält man Ernährungsberatung, Kochanleitungen, Training im Nordic Walking, Wassergymnastik, Ergometertraining und noch vieles mehr. Kurz, es ist der ideale Ort, um aus dem Alltag auszusteigen und sich bei den ersten Schritten in ein neues, schlankeres und gesünderes Leben helfen zu lassen.

Es gibt bestimmt noch andere gute, geeignete Kliniken für einen solchen Kuraufenthalt, aber die kenne ich nicht und kann nicht auf die guten Erfahrungen verweisen, die ich in Bad Orb gemacht habe.

TIPP – Wie zahlt die Krankenkasse für eine Kur

Zunächst müssen Sie einmal herausfinden, wer in einem solchen Fall für Sie zuständig ist. Ansprechpartner sind für:

- Angestellte und Selbstständige:
Rentenversicherung. Nur wenn Ihr Antrag abgelehnt wird, können Sie einen an die Krankenkasse stellen.

- Nichtberufstätige:
Krankenkasse, Sozialhilfeträger.

- Beamte:
Beihilfe (die Modalitäten müssen rechtzeitig vor Antritt der Rehabilitation geklärt werden).

Dort fordern Sie dann einen „Antrag für eine medizinische stationäre Rehabilitation (Heilverfahren)" an. Füllen Sie mit Ihrem Hausarzt diesen Antrag aus. Reichen Sie den Antrag bei der zuständigen Stelle ein. Eventuell ist ein Gutachten des medizinischen Dienstes notwendig. Wird der Antrag bewilligt, werden Sie schriftlich informiert. Sie können in Ihrem Antrag Ihren Wunschort angeben. Wenn der Antrag abgelehnt wird, legen Sie sofort Widerspruch ein. Notwendige

Maßnahmen können Sie immer mit Ihrem Hausarzt besprechen.

Seit Anfang 1997 werden Maßnahmen der medizinischen Rehabilitation für drei Wochen bewilligt, aber bei medizinisch begründeter Notwendigkeit können sie verlängert werden.

TIPP – Wie wiege ich mich

Zu allererst: Benutzen Sie immer dieselbe Waage. Waagen werden nicht mehr geeicht und zwischen zwei verschiedenen Waagen sind durchaus Abweichungen von mehreren Kilos möglich.

Überlegen Sie sich, wie oft Sie sich wiegen wollen. Ich empfehle, es nur einmal in der Woche zu tun.

Wiegen Sie sich möglichst immer zur gleichen Zeit und unter den gleichen Bedingungen (zum Beispiel direkt vorher keine Flüssigkeits- und Nahrungszufuhr), um die Ergebnisse vergleichen zu können. Am besten nach dem Aufstehen, vor dem Frühstück, nach dem Toilettengang und vor dem Anziehen.

Wiegen Sie sich einmal (nur einmal) mit Kleidung und einmal ohne, damit Sie sehen, wie schwer Ihre Kleidung ist.

Wenn Sie eine Waage, die den Fettanteil ausweist, benutzen, können Sie besser kontrollieren, ob Sie auch das Richtige abnehmen und nicht wertvolle Muskelmasse verlieren. So merken Sie auch die Ergebnisse Ihrer sportlichen Betätigung. Vielleicht nehmen Sie gerade nicht ab, aber Ihr Fett verwandelt sich in schöne straffe Muskeln, dann müssen Sie sich nicht über das stagnierende Gewicht ärgern, sondern können sehr stolz auf sich sein.

Wiegen Sie sich mit einer Körperfettwaage möglichst am frühen Abend, denn durch das Liegen in der Nacht hat sich das Wasser im Körper noch nicht verteilt und die Leitfähigkeit des Körpers für den schwachen Strom, den die Waage nutzt (ganz schwach, keine Angst, nur wenn Sie einen Herzschrittmacher haben, sollten Sie keine Körperfettwaage nutzen), ist noch gering. Im Laufe des Tages verteilt sich das Wasser durch die Bewegung und die Leitfähigkeit nimmt zu, die Ergebnisse werden genauer. Wenn Sie sich abends nicht wiegen können, bedenken Sie, dass der Fettanteil morgens höher ausgewiesen wird, als er tatsächlich ist.

INFO - Körperfettanteil

Körperfettanteil bei Frauen in Prozent

Alter	zu wenig	sehr gut	gut	mittel	schlecht	sehr schlecht
19 - 24	unter 18,9	18,9	22,1	25,0	29,6	über 29,6
25 - 29	unter 18,9	18,9	22,0	25,4	29,8	über 29,8
30 - 34	unter 19,7	19,7	22,7	26,4	30,5	über 30,5
35 - 39	unter 21,2	21,2	24,0	27,7	31,5	über 31,5
40 - 44	unter 22,6	22,6	25,6	29,3	32,8	über 32,8

45 - 49	unter 24,3	24,3	27,3	30,9	34,1	über 34,1
50 - 54	unter 26,6	26,6	29,7	33,1	36,2	über 36,2
55 - 59	unter 27,4	27,4	30,7	34,0	37,3	über 37,3
60 plus	unter 27,6	27,6	31,0	34,4	38,0	über 38,0

Annähernd können Sie den prozentualen Fettanteil des Körpers selbst bestimmen. Nehmen Sie Ihren BMI mal 1,48 und ziehen davon 7 ab.

Körperfettanteil bei Männern in Prozent

Alter	zu wenig	sehr gut	gut	mittel	schlecht	sehr schlecht
19 - 24	unter 10,8	10,8	14,9	19,9	23,3	über 23,3
25 - 29	unter 12,8	12,8	16,5	20,3	24,4	über 24,4
30 - 34	unter 14,5	14,5	18,0	21,5	25,2	über 25,2
35 - 39	unter 16,1	16,1	19,4	22,6	26,1	über 26,1
40 - 44	unter 17,5	17,5	20,5	23,6	26,9	über 26,9
45 - 49	unter 18,6	18,6	21,5	24,5	27,6	über 27,6
50 - 54	unter 19,8	19,8	22,7	25,6	28,7	über 28,7
55 - 59	unter 20,2	20,2	23,2	26,2	29,3	über 29,3
60 plus	unter 20,3	20,3	23,5	26,7	29,8	über 29,8

Annähernd können Sie den prozentualen Fettanteil des Körpers selbst bestimmen. Nehmen Sie Ihren BMI mal 1,218 und ziehen davon 10,13 ab.

Mein Sommermärchen 2006

Zurück von Bad Orb, mit dem festen Willen den einge-schlagenen Weg weiterzugehen, sagte ich zu meinem Mann: „Das kann ich dir jetzt schon versprechen, unser Leben wird nie wieder so sein, wie es früher einmal war. So will ich nie wieder sein." Dass das dann wirklich so kommt, habe ich al-lerdings selbst nicht so richtig geglaubt. Ich hatte ja schon so viele Male abgenommen, aber immer hatte ich auf halber Strecke aufgegeben, wenn der Frust zu groß wurde. Ich glaube, in dem Moment wollte ich mir selbst gut zureden. Doch die verlorenen 12 Kilo waren eine gute Motivation.

Mein Sohn Christian war auch ganz begeistert von mei-nem Erfolg und meinte: „Mama, ich würde auch gerne ein paar Kilo abnehmen. Erklär mir doch das System der Spes-sart-Klinik und morgen früh machen wir einfach mit dem Programm weiter, so wie du es in der Klinik gelernt hast." Den Sohn schickte der Himmel. Nein, den Sohn hatte ich erzogen, ich wusste nicht, wem ich zuerst danken sollte, aber dies war die entscheidende Motivation wirklich weiter-zumachen.

Zum Glück war am nächsten Morgen das Wetter ganz wunderbar, sodass wir keine Ausrede hatten, im Bett zu bleiben. Gleich um halb acht fuhr ich mit Christian in ein nahe gelegenes kleines Wäldchen, das einen Nordic Wal-king Parcours hat. Der weiche Waldboden schont die Gelenke und Hügel oder Anhöhen gibt es bei uns zum Glück nicht. Christian und ich verabredeten, uns in einer Stunde beim Auto wieder zu treffen und jeder lief in seinem Tempo seine Strecke. Das ist sehr wichtig, denn beim Nordic Walking kommt es nicht darauf an, in kurzer Zeit große Strecken zurückzulegen, sondern Fett zu verbrennen und das funktioniert am besten bei einem Puls von ungefähr 110 bis 130. Es gibt dafür natürlich eine genaue Formel. Doch pauschal kann man sagen: Zum Fettverbrennen sollte man seinen Sport so betreiben, dass man sich dabei gerade noch unterhalten könnte. Das Tempo ist allerdings bei jedem anders. Vor allem wenn Alter, Gewicht, Körpergröße und Kondition so weit voneinander abweichen, wie bei meinem Sohn und mir. So kam nun endlich mein MP3-Player zum Einsatz. Ich änderte die Regel – mein Tempo muss so sein, dass ich dabei gerade noch mitsingen kann. Die Musik gab und gibt mir den nötigen Schwung und hebt meine Stimmung. Ja, auch wenn ich wütend oder frustriert loslaufe, nach kurzer Zeit ist die gute Stimmung wieder da und ich denke mir: Warum hast Du dich bloß wegen einer Kleinigkeit so aufgeregt? Denn meistens sind es doch unwichtige Dinge, die einen auf die Palme bringen. So erledige ich gleich zwei Fliegen mit einer Klappe. Ich baue Frust UND Fett ab. Jeder Sportler behauptet das ja, aber ich als ehemalige diplomierte Couch-Potato habe das immer belächelt. Aber auch wenn es ein Weilchen brauchte, irgendwann stellte ich fest – es stimmt. Mittlerweile ist es sogar so, dass meine Beine von alleine laufen. Wenn ich dabei meine Lieblingsmusik höre, voll aufgedreht natürlich, und vielleicht sogar mitsinge, tut mir das gut und hilft besser als jede

Fressattacke. Und dieses Gefühl hält dann nicht nur wenige Minuten, sondern den Rest des Tages an!

Andere Menschen sagen, dass sie beim Laufen in Ruhe ihren Gedanken nachhängen möchten und die Natur genießen wollen. Versuchen Sie einfach, womit Sie sich am wohlsten fühlen. Hauptsache Sie bewegen sich, auf welche Art und Weise ist völlig egal. Der Appetit kommt beim Essen – die Lust an der Bewegung kommt beim Sport.

Wie oft sollte man nun Sport treiben? Nach meiner Erfahrung so oft Sie können. Am besten täglich, mindestens jedoch dreimal die Woche. Ich lief von Anfang an jeden Tag. Ich konnte und kann mir allerdings auch täglich die Zeit dafür nehmen. Meine Kinder sind aus dem Haus, mein Mann ist Rentner und ich bin fast nicht berufstätig. Aber seien Sie ehrlich mit sich: Viele Gründe, aus denen Sie leider keinen oder nur ganz selten Sport treiben können, kommen Ihnen doch ganz gelegen, oder? Bei mir zumindest war das immer so. Ich kenne alle Ausreden und Erklärungen, ich habe sie alle, ja wirklich ALLE, viele Jahre selbst benutzt. Aber nun ist Schluss, ich benutze keine Ausreden mehr und Sie brauchen sie auch nicht. Wenn Sie wirklich abnehmen und Ihr Leben ändern wollen, dann fangen Sie heute damit an, nicht morgen. Wenn Sie es wirklich wollen, das allerdings müssen Sie schon, dann finden Sie auch die Zeit und die Kraft für regelmäßige Bewegung. Mindestens zwei- bis dreimal die Woche sollte eine halbe Stunde Sport getrieben werden. Es fördert das Abnehmen wirklich entscheidend. Aber was mir fast noch wichtiger ist und Sie vielleicht genau wie mich noch mehr motivieren wird: Ich habe festgestellt, dass ich durch das Laufen nicht nur mehr und schneller abgenommen habe, sondern vor allem auch an den Stellen, an denen ich das gerne wollte. Meine Problemzonen Bauch, Oberschenkel, Po und Hüften haben wesentlich mehr an Umfang verloren als bei meinen anderen Diäten ohne Bewegungsprogramm. Außerdem wird die Haut dadurch wesentlich straffer.

Der wichtigste Grund so oft wie möglich, am besten täglich, Sport zu treiben, ist für mich die Gewohnheit. Wenn ich einen selbstverständlichen Tages- oder Wochenrhythmus habe, fällt es mir leichter durchzuhalten. Ein festgelegtes Programm funktioniert wie das tägliche Zähneputzen. Wenn der festgesetzte Tag oder die festgelegte Stunde gekommen ist, geht es automatisch los. Es gehört so selbstverständlich zum Tagesablauf, dass ich es einfach tue, ohne darüber nachzudenken. Und weil es morgen ja sowieso wieder auf meinem Zettel steht, kann ich es auch nicht auf morgen verschieben. Ich muss mich nicht ständig neu motivieren, mir nicht überlegen, ob es passt, ich überlege ja auch nicht, ob ich die Zeit zum Haarewaschen oder Zähneputzen habe.

TIPP – Bewegung: Lassen Sie keine Ausreden gelten
„Ich habe keine Zeit!"
Jeder Gang macht schlank und schon 10 Minuten täglich bringen etwas, die Zeit haben auch Sie.

„Ich bin zu alt!"
Ab dem dreißigsten Lebensjahr verliert man pro Jahr ein Pfund an Muskelmasse. Wenn Sie keinen Sport

treiben, wird dieses Pfund durch Fett ersetzt. Wenn Sie jetzt anfangen, halten Sie mindestens den Muskelstand, den Sie heute haben. Dafür ist man nie zu alt.

„Mit meiner Figur sieht das nur lächerlich aus!"
Wählen Sie bequeme Sportkleidung, die nicht zu eng sitzt, dann werden Ihnen die meisten Menschen mit Hochachtung dafür begegnen, dass Sie trotz Ihres Gewichtes die Energie besitzen, etwas für sich zu tun.

„Ich bin nach meinem Arbeitstag zu erschöpft, um noch Sport zu treiben!"
Auch wenn es paradox klingt: Jetzt erst recht, schon nach 10 Minuten merken Sie, wie sich die Stimmung aufhellt und Sie den Stress hinter sich lassen können. Durch Sport werden Stresshormone abgebaut, die sonst die nächsten 48 Stunden im Blut bleiben und Ihnen die Laune verderben.

„Ich bin so dick, da sehe ich sowieso keine Erfolge!"
Selbst wenn Sie es Ihrem Körper nicht gleich ansehen, die Anderen werden Ihre positive, energiegeladene Ausstrahlung bemerken.

„Ich halte sowieso nicht durch!"
Dann suchen Sie sich doch eine Gruppe oder gründen eine und motivieren sich gegenseitig. Damit sind Sie schon wegen der Anderen verpflichtet, durchzuhalten.

Wenn Sie Tipps und Ideen für die Gründung einer Selbsthilfegruppe benötigen, helfe ich Ihnen gerne.

„Mit meinen Rücken-, Gelenk- oder anderen Beschwerden kann ich keinen Sport treiben!"
Doch, fragen Sie Ihren Arzt, es gibt sicherlich auch eine Sportart, die Sie betreiben können, zum Beispiel Wassergymnastik. Die Kosten für einige Sportarten werden sogar von den Krankenkassen mit bis zu 100 % übernommen. Dazu gehören zum Beispiel auch Nordic Walking, Aqua Fitness und Pilates. Das hängt von Ihrer Kasse ab, aber die freuen sich, wenn Sie diese Form der Prävention betreiben wollen. Rufen Sie einfach mal an.

TIPP - Der richtige Puls zur Fettverbrennung

Wenn Sie Sport so treiben, dass Sie sich gerade noch unterhalten können, haben Sie den richtigen Puls.
Ungefährer Richtwert: Puls 110 bis 130.
Versuchen Sie sich möglichst lange so zu bewegen, dass Ihr Puls um diesen Wert herum schwankt.

Die genaue Berechnung Ihres persönlichen Fettverbrennungspulses:

Ruhepuls + (220 - 3/4 Alter - Ruhepuls) x Fitfaktor

Fitfaktor: 0,55 bei nicht trainierten Menschen, 0,6 bei Menschen, die schon ein bisschen im Training sind und 0,65 falls Sie schon fast ein Profi sind.

TIPP – Bewegung im Büro

JEDER Gang macht schlank.

Wenn Sie beruflich sehr eingespannt sind, können kleine Tricks helfen, dass Sie in Bewegung bleiben:

- Fahren Sie mit dem Rad zur Arbeit oder gehen Sie zu Fuß. Wenn der Weg dafür zu lang ist, steigen Sie einfach ein, zwei Stationen später in die Bahn und früher aus oder parken Sie Ihr Auto ein Stück weiter entfernt.
- Besuchen Sie Ihre Kollegen lieber an ihrem Arbeitsplatz, statt anzurufen.
- Sagen Sie nicht mehr: „Bring mir doch etwas mit." Gehen Sie lieber selbst ins Sekretariat oder in die Kantine.
- Der Fahrstuhl ist Ihr Feind, nehmen Sie jede Treppe, die Sie kriegen können.
- Wenn Sie über den Flur gehen, fallen Sie in einen leichten Trab. Das bringt Ihren Puls in Schwung. Ihnen kann es egal sein, was andere denken. Sie tun etwas für sich, das ist mehr als die meisten von sich sagen können.

Jeden Morgen fuhr ich also mit meinem Sohn in den Wald zum Laufen. Das Wetter war in diesem Sommer traumhaft, es war die Zeit nach dem Sommermärchen der Fußballweltmeisterschaft, das ganze Land war gut gelaunt. Und ob ich wollte oder nicht, mein Sohn stand morgens auf der Matte: „Mama komm, wir wollen jetzt los." Mit Wasserflasche und Handtuch bewaffnet, ging es los. Der

Schweiß lief in Strömen. Ich kann nicht behaupten, zu der Zeit jeden Morgen voll motiviert losgelaufen zu sein. Aber Christian war hartnäckig und überzeugend. Und mit jedem verlorenen Kilo wurde es leichter und machte mehr Spaß. Woche für Woche wurde es immer selbstverständlicher den Tag mit Nordic Walking zu beginnen. Wieder zu Hause duschte ich ausgiebig und frühstückte erst nach einer Stunde. Dadurch verlängert sich die Fettverbrennung.

Aber ich musste ja nicht nur die Bewegung in mein Leben integrieren, auch die Ernährung musste umgestellt werden. Leider bin ich weder eine besonders gute, noch begeisterte Köchin. Deshalb finde ich es gut, dass immer mehr Fertiggerichte und Fertigsoßen auch fettarm angeboten werden. Selbstverständlich ist es viel besser, wenn alles aus frischen Zutaten zubereitet wird, aber wie gesagt, Kochen ist nicht meine große Leidenschaft. Bei mir müssen die Gerichte schnell und unkompliziert sein. Auch hier gilt: Jeder sollte sich sein Abnehmprogramm und seine Zutaten so zusammenstellen, wie es zu ihm passt.

Ich stellte also meine Ernährung um, hatte dabei aber nur selten das Gefühl, dass ich mir etwas verkneifen musste. Und vor allem ich fand es nicht besonders aufwendig, Lebensmittel auszutauschen und ein bisschen anders zu kochen. Am Ende dieses Kapitels finden Sie ein paar Beispiele dafür.

Nachmittags bekomme ich oft Appetit auf etwas Leckeres. Oft reicht eine ganz große Tasse Kaffee, die ich mir mit fettarmem Kakao (0,3 % Fett) süße. Ansonsten esse ich statt

Kuchen lieber eine Laugenstange oder ein Schokokussbröt-chen (3 Fettpunkte).

Abends gibt es zwei Scheiben Vollkornbrot mit magerem Belag. Für den späten kleinen Hunger verrühre ich mir Magerquark mit etwas Mineralwasser und gebe etwas Obst dazu. Am besten noch eine gute Portion Vitamin C dazu in Form von Obst, Zitronensaft oder Ascorbinsäure.

Lebensmittel mit höherem Eiweißanteil machen satt und zufrieden und haben wenig Kalorien. Außerdem aktiviert Eiweiß nachts ein Hormon, das nur in der Tiefschlafphase gebildet wird und das Abnehmen unterstützt. Zumindest hat das bei mir immer gut funktioniert.

Das esse ich, aber denken Sie daran, das ist kein Programm. Finden Sie die Mahlzeiten, die Ihnen gut tun und gestalten Sie Ihren Tag so, dass Sie nicht zu oft das Gefühl haben, Sie müssten auf etwas verzichten. Ich glaube auch, dass wir alle unterschiedlich auf Lebensmittel reagieren. Trauen Sie Ihrem Körper. Wenn Sie sich nach Vollkornbrot nicht gut fühlen, dann essen Sie keins, nur weil irgendwo steht, dass es gesund ist. Sie sind Ihr eigener Maßstab.

Oft habe ich mich gefragt und wurde gefragt: Was war dieses Mal anders, als bei allen anderen Versuchen das Gewicht zu reduzieren? Ich denke es war ein glückliches Zusammenspiel verschiedener Faktoren:

- Mein Gewicht hatte bedrohliche Formen angenommen, sodass meine Gesundheit ernsthaft gefährdet war. Mein Arzt hatte mich über das erhöhte Krebsrisiko, das aus einer Fettleber entsteht, sehr eindrucksvoll aufgeklärt. Ich trug Konfektionsgröße 56 und war auf dem besten Weg zur 58. Bald hätte ich nur noch teuer angefertigte Kleidung tragen können. Als dann die Waage in der Spessart-Klinik 132 Kilogramm anzeigte, konnte ich mir nicht mehr vormachen, dass mein Gewicht doch gar nicht so hoch sei.

- Mein KLICK in der Magenbandgruppe. Endlich hatte ich begriffen, dass nichts und niemand kommen wird und mich schlank macht. Der einzige Mensch, der das kann, ist längst da und das bin ich.

- Die Unterstützung durch meinen Sohn, der mir immer geholfen hat, meinen inneren Schweinhund in seine Schranken zu verweisen. Dadurch habe ich regelmäßig Sport getrieben. So kamen die Erfolge schneller und haben mich weiter motiviert.

- Mein Sohn Mark, der sehr schlank ist, war gerade ausgezogen. Christian wollte auch abnehmen und meinem Mann würde fettarme Ernährung auch nicht schaden. Ich hatte keinen Grund mehr, Lebensmittel im Haus zu haben, die mich in Versuchung führen würden.

- Die Kur war für mich der perfekte Einstieg ins Abspecken.

- Ich habe mich nicht unter Druck gesetzt, in einer bestimmten Zeit eine bestimmte Menge Gewicht verlieren zu müssen. Ich bin ganz entspannt ein Kilo nach dem anderen angegangen.

- Und ganz wichtig: Die Methode der flexiblen Fettkontrolle ist die Methode, die mir und meiner Art zu leben einfach am besten entspricht. Ich kann schon beim Einkaufen die richtigen Lebensmittel auswählen, brauche keine Tabellen, keine Listen, keine Zettel, auf denen ich vieles notieren muss und ich muss nicht andauernd Kalorien zählen. Und für eine Naschkatze wie mich ist es toll, wenn ich fettfreies Naschwerk (in kleinen Mengen) zusätzlich essen kann, ohne ständig ein schlechtes Gewissen zu haben.

All dies waren wichtige Gründe, warum ich nicht wieder einmal auf halbem Wege aufgab. Stattdessen nahm ich im Durchschnitt jede Woche 2½ Kilo ab. Natürlich unter ärztlicher Aufsicht. Alle vier Wochen tauchte ich bei meinem Arzt auf, um meine Werte überprüfen zu lassen. Zum Glück lautete sein Ausspruch jedes Mal: „Frau Schmidt, das Labor sagt: weitermachen!"

Meine guten Erfolge und die immer häufiger werdenden positiven Reaktionen meiner Umwelt beflügelten mich, durchzuhalten. Es war aber auch nicht sehr schwer, ich musste ja auf fast nichts verzichten.

Noch vor zwei Jahren hatte mir der Arzt in der Klinik prophezeit, ich würde mit dem Magenband nie unter 90 Kilo kommen. Also war das erst einmal mein Ziel: 90 Kilogramm. Nicht gerade schlank bei 1,67 m, aber deutlich besser als 132 Kilo. Doch die Pfunde purzelten weiter. Bald hatte ich die 85 Kilo erreicht. Nicht schlecht, dachte ich, aber wenn ich es auf 82 Kilo schaffe, dann habe ich genau 50 Kilogramm abgenommen. Das klingt doch toll. Auf den Tag genau sechs Monate nach meinem Kurantritt hatte ich es geschafft. Am 23. Dezember zeigte die Waage 82 Kilo an!

Doch nun kam erst einmal Weihnachten und ich wollte drei Tage Urlaub vom Abspecken nehmen. Ich wollte meine heiß geliebte Schokolade und all die wunderbaren Weihnachtsleckereien genießen. Denn die Lust am süßen und fetten Essen hatte ich ja nicht mit den Pfunden verloren. Ich esse genauso gern wie früher. Das hat sich nicht geändert. Nur stopfe ich nicht mehr alles wahllos in mich hinein, sondern schlemme mit etwas Augenmaß. Viele schlanke Menschen können auch nicht wahllos alles essen. Wenn diese mal über die Stränge schlagen, sehen sie das ihrer Waage durchaus auch an. Aber sie reduzieren nach einem Schlemmertag eben wieder das Essen. Dann pendelt sich das Gewicht schnell wieder ein. Jetzt mache ich es genauso – ich gönne mir ab und zu etwas, aber am nächsten Tag mache ich genauso weiter wie vorher: Nicht mehr als 30 Fettpunkte am Tag. Essen macht Spaß, das Leben und Feiern machen Spaß und das sollten wir ruhigen Gewissens genießen, aber eben nur an diesem einen Tag, nicht das nächste halbe Jahr. Heute genieße ich und morgen heißt es wieder: 30 Gramm Fett.

Und was immer ich auch tue, ob es nun ein normaler Tag ist oder ein Schlemmertag, ich treibe trotzdem Sport, wenn es irgendwie möglich ist. Denn ich weiß, dass der Blick auf die Waage dann nicht ganz so erschütternd ist.

Doch das Schlemmen war an diesem Weihnachtsfest etwas Besonderes. Die weihnachtlichen Delikatessen bekamen mir diesmal nicht besonders gut. Nach sechs Monaten fettreduzierten Essens rebellierten Magen und Darm. Krämpfe und Durchfall waren die Folge. Die Massen und Mengen Fett wie früher vertrug ich gar nicht mehr. Meine erste Reaktion war: „Wie schade, das alles kann ich gar nicht mehr in diesen Mengen essen." Aber unterm Strich war es gut, mein

Körper half mir dabei, über die Feiertage nicht zu viel zuzunehmen.

Nach den drei Weihnachtstagen zeigte die Waage satte 3 Kilo mehr, aber ich war darauf vorbereitet und machte am 27. Dezember einfach mit meinem Programm so weiter wie zuvor.

Ende Januar 2007 hatte ich dann insgesamt 57 Kilo abgenommen und wog 75 Kilo. Mein BMI war von 47 auf 27 gesunken. In meinem Alter NORMALGEWICHT. Ich kann mich nicht erinnern, wann ich in meinem Leben das letzte Mal Normalgewicht hatte. Es war ein Gefühl wie sechs Richtige im Lotto. Meine kühnsten Träume, die ich nie jemandem eingestanden hätte, waren wahr geworden. Einmal im Leben wollte ich als normalgewichtig gelten. Ein Mensch, der nie Gewichtsprobleme hatte, kann das sicher nicht nachvollziehen. Doch jeder Süchtige, der seine Sucht gerne besiegen möchte oder besiegt hat, wird meinen Stolz und meine Gefühle nachvollziehen, die ich empfand als mein Gewicht – normal – anzeigte.

Vorher – Nachher

Gönnen Sie sich doch schon zu Beginn Ihres Weges zum schlanken „Ich" eine Vorschau aufs Nachher. Die meisten dieser Vorher-Nachher-Geschichten in den Frauenzeitschriften sind keine Geschichten über übergewichtige Frauen, die abgenommen haben, sondern Frauen, die eine neue Frisur kriegen, einmal anders (oder überhaupt) geschminkt werden, sich ein bisschen Farbe in der Garderobe gönnen. Gehen Sie doch einfach mal wieder mit Freude

zum Friseur und sagen Sie: „Ich brauche etwas ganz Neues."
Eine neue Haarfarbe, ein anderer Schnitt. Oder gehen Sie
zur Kosmetikerin, lassen Sie sich beraten und probieren Sie
den neuen Lidschatten dann auch wirklich aus. Vielleicht
mögen Sie Ihre Hände gerne, dann wäre doch vielleicht
eine Maniküre etwas ganz besonderes oder eine Farb- und
Stilberatung. Ich hatte viel Freude daran. Und ich hätte nie
gedacht, dass schon ein gelbes T-Shirt mich jünger und
fröhlicher aussehen lassen kann. Gönnen Sie sich etwas anderes als Essen.

Unser neues Leben fängt nicht an, wenn wir endlich
schlanker sind, es fängt HEUTE an. Kümmern Sie sich um
sich selbst, so wie Sie es verdienen.

INFO – BMI: Body Mass Index

Der BMI wird berechnet, indem das Körpergewicht
durch das Quadrat der Körpergröße geteilt wird:

$$BMI = Körpergewicht\ (in\ kg)\ /\ Körpergröße\ (in\ m)^2$$
$$75\ (kg)\ /\ 1{,}67(m)^2 = 75/2{,}79 = 26{,}88$$

Der BMI sagt nur wenig über die Zusammensetzung
des Körpers aus. Es wird nicht festgestellt, wie viel Fett
und wie viele Muskeln jemand hat. Deswegen ist der
BMI nur in Maßen aussagekräftig.

BMI-Werte für Normalgewichtige

Alter	BMI
19 - 24 Jahre	19 - 24
25 - 34 Jahre	20 - 25
35 - 44 Jahre	21 - 26
45 - 54 Jahre	22 - 27
55 - 64 Jahre	23 - 28
> 64 Jahre	24 - 29

BMI-Klassifikation: (nach DGE, Ernährungsbericht 1992)

Klassifikation	Mann	Frau
Untergewicht	<20	<19
Normalgewicht	20 - 25	19 - 24
Präadipositas	25 - <30	24 - <30
Adipositas Grad I	30 - <35	
Adipositas Grad II	35 - <40	
massive Adipositas	>40	

TIPP - So sahen meine Tagespläne aus

Dies ist ein Beispiel, damit Sie sich vorstellen können, was und wie viel ich gegessen habe. Der große Vorteil der flexiblen Fettkontrolle: Sie können es ganz anders machen. Und wenn Ihnen dieser Plan nicht gefällt, sollten Sie das auch unbedingt tun.

Morgens

- 1 Brötchen oder .... 1 FP
  1 Toast oder
  1 Scheibe Brot (bis ca. 65 g)
- Frischkäse (zwischen 0,2 % und 6 % Fett) .... 0 FP
- etwas Honig oder Marmelade .... 0 FP
- 1 Scheibe gekochten Schinken oder .... 1 FP
  1 Scheibe mageren Landschinken 3 % oder
  1 Scheibe Corned Beef oder
  1 Scheibe Putenbrustaufschnitt oder
  1 Scheibe Hähnchenbrustaufschnitt oder
  20 g Putenzwiebelmett 5 % Fett

  _____

  2 FP
- (alternativ 17 % Käse, 1 Scheibe = 20 g, ... (3,5 FP)
  jede Sorte)   _____
- mit Käse   (4,5 FP)

  oder Müsli
- 100 g Dinkelflocken .... 2 FP
  (oder 100 g Haferflocken) .... (7 FP)
- 100 ml Milch 1,5 % Fett oder .... 1,5 FP
  100 g Joghurt 1,5 % Fett
- evtl. 1 TL Rosinen .... 0 FP
- Obst .... 0 FP

  _____

  3,5 FP
  (8,5 FP)

Zwischendurch viel trinken.

Vormittags

- etwas Obst oder . . . . 0 FP
- 1 Joghurt 0,1 % Fett oder . . . . 0 FP
- 1 Quark 0,2 % Fett oder . . . . 0 FP
- 1 Glas, 200 ml Kakao 0,2 % Fett oder . . . . 0 FP
- einige Salzstangen oder . . . . 0 FP
- einige Weingummis . . . . 0 FP

Mittags

- 1. Tag – Fischfilet in Senfsoße . . . . 5 FP
- 2. Tag – Putenschnitzel mediterran . . . . 7 FP
- 3. Tag – Nudelauflauf . . . . 11,5 FP
- 4. Tag – Hacksteak Brötchen . . . . 5 FP
- 5. Tag – Kartoffeleintopf . . . . 3 FP
- 6. Tag – Nasi Goreng . . . . 7 FP
- 7. Tag – Kartoffeln mit Mozzarella . . . . 8 FP
- 8. Tag – Röstkartoffeln mit Ei . . . . 12 FP
- 9. Tag – Spitzkohlauflauf . . . . 10,5 FP
- 10. Tag – Reissalat mit Thunfisch 100 g . . . . 2 FP
- 11. Tag – Blumenkohlsuppe . . . . 6 FP
- 12. Tag – Kartoffelsalat und 1 Würstchen 5 % Fett . . . 8 FP
- 13. Tag – Pizza . . . . 9 FP
- 14. Tag – Pellkartoffeln mit Kräuterquark und
  Truthahnsauerfleisch . . . . 4,5 FP

Alle Vorschläge sind für eine Person berechnet.
Guten Appetit.

Nachmittags

- Obst oder Joghurt 0,1 % oder . . . . 0 FP
- Quark 0,2 % oder . . . . 0 FP

- 1 Brezel oder .... 2 FP
- 1 Schokokussbrötchen .... 3 FP
  (trockenes, aufgeschnittenes Brötchen
  mit 1 Schokokuss in der Mitte) oder
- 1 Stück Kuchen aus Hefeteig .... 4 FP
- Obst (ohne Sahne) .... 0 FP

———————————

zwischen 0 und 4 FP

Trinken nicht vergessen.

Abends
- siehe Frühstück .... 2 bis 4,5 FP
- (evtl. 2 Scheiben Brot mit Belag) .... 4 bis 9 FP

Wieder trinken.

Später
- Salat oder Obst .... 0 FP
- Besonders gut für das Abnehmen ist jetzt noch mal etwas
  Eiweißhaltiges in Verbindung mit Vitamin C,
- z. B. etwas Quark 0,2 % bis 0,5 % oder .... 1 FP
  1 bis 2 Scheiben Geflügelwurst evtl. mit Obst
  oder etwas Ascorbinsäure

Sollten am Abend 7 Fettpunkte übrig sein (etwa von 2
Tagen) kann auch mal ein kleines Glas Sekt oder Wein
(100 ml) genossen werden oder 1 kleines Glas Bier.

TIPP - Eiweiß ist ein Fatburner

Wenn man eiweißhaltige Lebensmittel zu sich nimmt muss der Körper Energie zuschießen, um dieses Eiweiß für sich nutzbar zu machen. Diese Energie holt er aus den Fettdepots. Unsere Ernährung besteht zu großen Teilen aus Kohlenhydraten. Achten Sie darauf, ausreichend Eiweiß zu sich zu nehmen, zumal es auch sehr sättigend ist.

Eiweiß ist enthalten in:

* Fleisch, Hühnerfleisch, Putenfleisch, Schweinefilet, Kaninchen, Rinderfilet, Schinken, magerer Geflügelwurst
* Fisch (Achtung: nicht die fetten Sorten wählen) und Krusten- und Schalentieren
* Milchprodukten wie Milch, Dickmilch und Buttermilch, fettarmem Joghurt, Schnittkäse, fettarmem Mozzarella, Feta, magerem Quark, Frischkäse
* Vollkornteigwaren, Hartweizennudeln, Knäckebrot, Haferflocken
* Wild- und Naturreis
* Hülsenfrüchten, Erbsen, Rosen- und Grünkohl und Kartoffeln
* Tofu, Soja

Soja ist ein wahres Wundermittel: Es hat viel Eiweiß und hilft somit beim Abnehmen, aber es verringert auch das Krebsrisiko, das Risiko von Herzinfarkten, senkt Blutfette und den Insulinspiegel und ist gut für die Knochen.

TIPP – Fettarm kochen

- Gemahlener, roher Reis oder gekochte Kartoffeln sind sehr gut geeignet um Soßen anzudicken und sämig zu machen, so sparen Sie viel Sahne.

- Fleisch können Sie in einer Teflonpfanne in wenig Mineralwasser anbraten. Gießen Sie, wenn das Wasser verkocht ist, welches nach. Und bleiben Sie neben der Pfanne stehen, es brennt schnell an.

- Fisch oder Fleisch sollten Sie, wenn möglich, unpaniert zubereiten. Fisch schmeckt gedünstet oder gegrillt genauso gut wie gebraten.

- Wenn Sie doch nicht ganz auf Fett verzichten können, pinseln Sie die Pfanne oder Ihr Bratgut ganz dünn mit Öl ein. Oder Sie füllen alternativ eine Sprühflasche mit Öl und sprühen Ihre Pfanne damit ein.

- Bratkartoffeln können Sie zubereiten, indem Sie die Kartoffelscheiben kurz in sehr wenig Öl anbraten und dann wenig Mineralwasser dazugeben. Deckel drauf, 20 Minuten braten. Eventuell Wasser nachgießen, zum Schluss einige Minuten ohne Deckel die Kartoffeln bräunen und würzen.

- Wenn Sie Fett benutzen wollen oder müssen, nehmen Sie Olivenöl oder Rapsöl. Beide haben Omega-3-Fettsäuren und die fördern im Gehirn die Botschaft: Ich bin satt.

- Fleisch jeder Art können Sie in Sojasoße marinieren. Durch die Enzyme in Soja werden Eiweiße besser verdaut. Außerdem ist Sojasoße fettfrei.

- Lieben Sie alles rund ums Hackfleisch? Ersetzen Sie

dieses durch Tartar vom Rind. Der Metzger sollte das Fleisch dafür nur einmal durch den Fleischwolf drehen.

- Geflügelfleisch können Sie im Mixer zerkleinern und dann wie normales Hackfleisch verwenden. Aus hygienerechtlichen Gründen können die meisten Metzger das Geflügelfleisch nicht für Sie durch den Fleischwolf drehen. Aber fragen Sie ruhig einmal nach.
- Pflaumenpüree (80 g Trockenpflaumen und 20 ml Wasser) ersetzt im Kuchen 100 g Butter und rund 30 % des Zuckers im Rezept. Besonders für Schokoladenkuchen zu empfehlen.
- Nehmen Sie doch statt Sahne in der Bratensoße ungesüßte Sojamilch, das spart rund 14 Fettpunkte pro Person.
- Magerquark schmeckt wie Sahnequark, wenn Sie ihn mit Mineralwasser cremig rühren.

TIPP – Fettarm einkaufen

Wenn Sie sich fettarm ernähren wollen, sollten Sie sich für den ersten Einkauf viel Zeit nehmen. Fast alle verpackten Nahrungsmittel haben auf der Rückseite der Verpackung eine Nährwertangabe. Hier steht genau drauf, wie viel Fett das jeweilige Lebensmittel auf 100 g hat. So können Sie ganz leicht geeignete Lebensmittel für Ihre neue Ernährung finden. Viele Supermärkte und Naturkostläden bieten eine große

Auswahl an fettreduzierten Produkten an, und es werden täglich mehr.

Manchmal müssen Sie ein bisschen rechnen, aber das geht irgendwann von ganz alleine.

Ein Beispiel:

Käse 45 %, 200 g Packung, 10 Scheiben:

100 g	28 g Fett
1 Scheibe ca. 20 g	5,6 g Fett

Auf vielen Lebensmitteln ist der Fettgehalt angegeben. Unsere Fetttabelle hilft Ihnen beim Einkaufen. Um Anfangsschwierigkeiten zu überwinden, kaufen Sie möglichst keine Produkte ohne Fettangabe.

Achten Sie bei Putenbratenwurst, Putenfrikadellen, Putenwurst, Putenfleischwurst und Putenleberkäse darauf, dass außer Putenfleisch kein weiterer Fleischzusatz enthalten ist. Wenn Sie an der Frischtheke oder beim Metzger stehen, fragen Sie Ihren Metzger, wie hoch der Fettanteil in der Geflügelwurst ist. Denken Sie immer daran, dass Sie für ein Bratwürstchen oder Bockwürstchen 15 Putenschnitzel essen können.

Fragen Sie an der Käsetheke, wie hoch der Fettanteil der verschiedenen Käsesorten ist. Kaufen Sie nur Käse mit einem Fettanteil unter 30 % Fett i. Tr.

TIPP- Wie viel Fett hat der Käse wirklich?

100 Gramm	Fett in Gramm
• Quark Magerstufe	0,2
• Sauermilchkäse	0,5

- Hüttenkäse Magerstufe   1,4
- Schnittkäse 30 % Fett i. Tr.   16,0
- Weichkäse 50 % Fett i. Tr.   25,0
- Schnittkäse 45 % Fett i. Tr.   29,0
- Hartkäse 50 % Fett i. Tr.   35,0

Ihr Wochenplan

Vielleicht hilft es auch Ihnen, sich bzw. Ihren Fettver-
zehr täglich zu überprüfen und zu kontrollieren.
Dieser Plan ist eine kleine Hilfe:

Fettpunkte-Wochenplan

Woche: **Startgewicht:**

		Abnehmphase		Haltephase
Montag	10	☺ ☺ ☺ ☺ ☺ ☺ ☺ ☺ ☺ ☺	40	☺ ☺ ☺ ☺ ☺ ☺ ☺ ☺ ☺ ☺
	20	☺ ☺ ☺ ☺ ☺ ☺ ☺ ☺ ☺ ☺	50	☺ ☺ ☺ ☺ ☺ ☺ ☺ ☺ ☺ ☺
	30	☺ ☺ ☺ ☺ ☺ ☺ ☺ ☺ ☺ ☺	60	☺ ☺ ☺ ☺ ☺ ☺ ☺ ☺ ☺ ☺
Dienstag	10	☺ ☺ ☺ ☺ ☺ ☺ ☺ ☺ ☺ ☺	40	☺ ☺ ☺ ☺ ☺ ☺ ☺ ☺ ☺ ☺
	20	☺ ☺ ☺ ☺ ☺ ☺ ☺ ☺ ☺ ☺	50	☺ ☺ ☺ ☺ ☺ ☺ ☺ ☺ ☺ ☺
	30	☺ ☺ ☺ ☺ ☺ ☺ ☺ ☺ ☺ ☺	60	☺ ☺ ☺ ☺ ☺ ☺ ☺ ☺ ☺ ☺
Mittwoch	10	☺ ☺ ☺ ☺ ☺ ☺ ☺ ☺ ☺ ☺	40	☺ ☺ ☺ ☺ ☺ ☺ ☺ ☺ ☺ ☺
	20	☺ ☺ ☺ ☺ ☺ ☺ ☺ ☺ ☺ ☺	50	☺ ☺ ☺ ☺ ☺ ☺ ☺ ☺ ☺ ☺
	30	☺ ☺ ☺ ☺ ☺ ☺ ☺ ☺ ☺ ☺	60	☺ ☺ ☺ ☺ ☺ ☺ ☺ ☺ ☺ ☺
Donnerstag	10	☺ ☺ ☺ ☺ ☺ ☺ ☺ ☺ ☺ ☺	40	☺ ☺ ☺ ☺ ☺ ☺ ☺ ☺ ☺ ☺
	20	☺ ☺ ☺ ☺ ☺ ☺ ☺ ☺ ☺ ☺	50	☺ ☺ ☺ ☺ ☺ ☺ ☺ ☺ ☺ ☺
	30	☺ ☺ ☺ ☺ ☺ ☺ ☺ ☺ ☺ ☺	60	☺ ☺ ☺ ☺ ☺ ☺ ☺ ☺ ☺ ☺
Freitag	10	☺ ☺ ☺ ☺ ☺ ☺ ☺ ☺ ☺ ☺	40	☺ ☺ ☺ ☺ ☺ ☺ ☺ ☺ ☺ ☺
	20	☺ ☺ ☺ ☺ ☺ ☺ ☺ ☺ ☺ ☺	50	☺ ☺ ☺ ☺ ☺ ☺ ☺ ☺ ☺ ☺
	30	☺ ☺ ☺ ☺ ☺ ☺ ☺ ☺ ☺ ☺	60	☺ ☺ ☺ ☺ ☺ ☺ ☺ ☺ ☺ ☺
Samstag	10	☺ ☺ ☺ ☺ ☺ ☺ ☺ ☺ ☺ ☺	40	☺ ☺ ☺ ☺ ☺ ☺ ☺ ☺ ☺ ☺
	20	☺ ☺ ☺ ☺ ☺ ☺ ☺ ☺ ☺ ☺	50	☺ ☺ ☺ ☺ ☺ ☺ ☺ ☺ ☺ ☺
	30	☺ ☺ ☺ ☺ ☺ ☺ ☺ ☺ ☺ ☺	60	☺ ☺ ☺ ☺ ☺ ☺ ☺ ☺ ☺ ☺
Sonntag	10	☺ ☺ ☺ ☺ ☺ ☺ ☺ ☺ ☺ ☺	40	☺ ☺ ☺ ☺ ☺ ☺ ☺ ☺ ☺ ☺
	20	☺ ☺ ☺ ☺ ☺ ☺ ☺ ☺ ☺ ☺	50	☺ ☺ ☺ ☺ ☺ ☺ ☺ ☺ ☺ ☺
	30	☺ ☺ ☺ ☺ ☺ ☺ ☺ ☺ ☺ ☺	60	☺ ☺ ☺ ☺ ☺ ☺ ☺ ☺ ☺ ☺

TIPP – Wenn das Gewicht stagniert

Es gibt die Situation, da purzeln die Kilos nicht mehr, obwohl Sie alles dafür tun. Das kann viele Gründe haben:

- Vielleicht essen Sie zu wenig, dann arbeitet Ihr Stoffwechsel auf Sparflamme und verbrennt nur noch minimal. Auf diese Weise nehmen Sie nicht ab.

- Sie trinken zu wenig. Mindestens 1,5 - 2 Liter sollten es sein, sonst will der Körper sein Gewebefett behalten.

- Nehmen Sie Medikamente? Betablocker, Hormone, Cortison, einige blutdrucksenkende Medikamente, Schmerzmittel oder Insulin können das Abnehmen erschweren. Auch Antidepressiva, Neuroleptika und andere Medikamente, die Körperfunktionen herabsetzen, können den Stoffwechsel herunterfahren. Fragen Sie Ihren Arzt, ob er einen Zusammenhang sieht.

- Sie haben zu wenig Bewegung. Am Anfang des Abnehmens verliert der Körper Wasser. Das klappt immer gut. Nach einer gewissen Zeit geht es an die Fettreserven. Das ist viel mühsamer. Bewegung unterstützt die Fettverbrennung am allerbesten (jeder Gang macht schlank).

- Haben Sie Verdauungsprobleme? Versuchen Sie doch mal:
  - Morgens auf nüchternen Magen ein Glas lauwarmes Wasser zu trinken
  - Mehr Obst und Gemüse zu essen

141

- Mehr Joghurt zu essen

- Mehr zu trinken. Wenn Sie häufig Getränke mit Kohlensäure zu sich nehmen, lassen Sie die einfach mal weg. Bei vielen Menschen verursachen sie Verstopfungen.

- Abends als Letztes etwas Apfelessig in einem Glas Wasser verdünnt trinken.

• Wann essen Sie am Tag das erste Mal etwas? Das Frühstück wegzulassen führt dazu, dass der Stoffwechsel auf Nachtbetrieb (Sparflamme) läuft, bis Sie das erste Mal etwas essen. Also morgens immer eine Kleinigkeit essen.

Mein neues Leben

Ich bin stolz, glücklich, voll Energie und achte sehr darauf, jetzt auch nicht eines der Kilos, die ich mir so mühsam abgerungen habe, zurückzubekommen. Doch was man auch macht, allen kann man es nie recht machen, denn die Umwelt reagierte sehr unterschiedlich auf meine äußerliche Veränderung. Meine Söhne, besonders natürlich Christian, sind sehr stolz auf mich. Meinem Mann war es nie so wichtig, ob ich dick oder dünn bin. Zwei meiner Freundinnen sind immer wieder voll des Lobes. Viele andere gute Freunde und Bekannte freuen sich für mich, dass ich es endlich gepackt habe. Eine Freundin, die auch gerne einige Kilos loswerden möchte, es im Moment aber nicht schafft, sagt jedes Mal: „Na Du Gerippe! Neid, Neid, Neid...", wenn wir uns treffen. Auch meine Cousine Martina, Nachbarn und viele andere, beglückwünschten mich zu meiner neuen Figur. Es passiert mir oft, dass mich Menschen, die mich lange nicht gesehen haben, einfach nicht erkennen, wenn wir uns zufällig über den Weg laufen.

Besonders amüsant war ein Erlebnis im Februar 2008, als auch mir meine neue Figur noch fast fremd war. Ich hatte zusammen mit meiner Cousine Martina einen viertägigen Wellnessurlaub gebucht. Schon zwei Tage vorher reiste ich zu ihr nach Bayreuth. Dort wollten wir uns auch noch mit ihrer Schwester Edda treffen. Am Nachmittag fuhren Martina und ich zum Bahnhof, um Edda abzuholen. Uns saß der

Schalk im Nacken und ich meinte: „Lass mich mal allein auf den Bahnsteig gehen, mal schauen, ob sie mich erkennt." Der Zug fuhr in den Bahnhof ein. Die Türen öffneten sich und viele Menschen stiegen aus. Ich entdeckte Edda sofort, nur einige Meter von mir entfernt, aber ich wollte mich nicht durch Winken verraten. Zuerst drehte sie sich suchend um, aber als sie ihren Kopf in meine Richtung wandte, winkte sie freundlich. „Donnerwetter, sie hat dich erkannt", dachte ich mir und ging lächelnd auf sie zu. Aber in dem Moment, in dem ich die Arme zur Begrüßung ausstrecken wollte, lief sie in einem Abstand von wenigen Zentimetern an mir vorbei, ohne mich auch nur eines Blickes zu würdigen. Stattdessen schloss sie ihre Schwester in die Arme, die sich mittlerweile hinter mich gestellt hatte. Martina und ich bogen uns vor Lachen. Edda verstand gar nichts, bis ich mich ganz formell vorstellte. Lachend starteten wir in einen sehr schönen Abend.

Doch leider gab und gibt es auch negative Reaktionen. Die kommen fast ausschließlich von Frauen. Männer zeigen sich durchgehend anerkennend und begeistert. Ich mache jetzt Erfahrungen, die ich als Dicke natürlich nie gemacht hatte: Ich rücke für andere Frauen in das Feld der Konkurrenz auf und bin nicht mehr die quasi ungeschlechtliche dicke Freundin, sondern eine von ihnen. Konkurrenzdenken und Neid ließen mich einige unangenehme Erfahrungen machen – aber mir geht es so gut, dass ich darüber nur den Kopf schütteln kann. Das wird auch Ihnen vermutlich passieren, wundern Sie sich darüber, aber ärgern Sie sich nicht, es lohnt den Aufwand nicht. Ich habe es einfach als große Genugtuung gesehen.

Ganz besonders haben mich die Komplimente der Freunde meiner Söhne gefreut. Jungs, die ich seit Jahren kenne, für die ich immer nur die dicke Mutter war. Plötzlich albern die mit mir herum und flirten gelegentlich sogar. Einige Male wurde ich wahrhaftig für die Freundin von meinem Sohn Christian gehalten. Ich weiß zwar nicht, wie mein Sohn es sieht, aber ich fand es sehr schmeichelhaft, dass man mir so einen jungen hübschen Kerl als Freund zutraut.

Jedoch durch meine langjährige Abspeckkarriere wusste ich: Das Abnehmen ist schon schwer, aber das erreichte Gewicht zu halten, ist die Königsdisziplin. Diesmal wollte ich nicht, wie sonst immer nach kurzer Zeit, alles wieder zunehmen. Aber wie konnte ich motiviert und diszipliniert bleiben? Ich dachte daran, wie sehr mir Christians Unterstützung geholfen hatte. Ich brauchte Mitstreiter. Kein Verein, nur einfach drei oder vier Frauen, die sich privat treffen, sich gegenseitig unterstützen. Wo sollte ich die herkriegen? Ich beschloss, eine Anzeige in unserer Tageszeitung aufzugeben. Sehr entschlossen rief ich bei der Zeitung an, um mein Anliegen zu schildern. Der netten Frau am Telefon erzählte ich genau, worum es mir ging. „Einen kleinen Augenblick, ich verbinde Sie mit der zuständigen Journalistin", sagte diese schnell. Die Redakteurin war von meinem Bericht so begeistert, dass sie mir anbot, mich zu Hause zu besuchen, damit ich alles noch einmal in Ruhe erzählen könnte. Einige Tage später stand sie vor meiner Tür und wir plauderten mehrere Stunden sehr angeregt. Als die Journalistin gegangen war, hoffte ich, dass vielleicht ein kleiner Artikel in der nächsten Samstagsausgabe erscheinen würde, der andere zum Laufen und Abnehmen motivieren würde.

Am folgenden Samstag um acht Uhr klingelte das Telefon. Ich war gerade erst aufgestanden und wunderte mich über den frühen Anruf. Es war eine Freundin, die erzählte, dass fast eine ganze Seite über mich in der Zeitung ist. Aufgeregt holte ich die Zeitung aus dem Briefkasten. Seite um Seite schaute ich erwartungsvoll nach dem Artikel. Endlich fand ich ihn und war platt. Wirklich, ein Vorher- und ein Nachher-Bild und alles, was ich der Journalistin erzählt hatte, stand nun schwarz auf weiß in unserer Tageszeitung. Ich war wieder einmal sehr stolz, wenn auch ein wenig verwundert. Zum ersten Mal in meinem Leben stand etwas über mich in der Zeitung. Und nicht nur meine Freundin hatte die Geschichte gelesen. In den ersten drei Tagen riefen ungefähr 300 Leute an, die sich meiner ‚kleinen‘ Gruppe anschließen wollten. Zudem meldeten sich mehrere Einrichtungen, die mich einluden, in ihren Räumlichkeiten Info-Veranstaltungen und Gruppentreffen abzuhalten. Auch die Gleichstellungsbeauftragte der Stadt Bredstedt rief an und bot mir das Bürgerhaus für mehrere Infoabende kostenlos an. Ich war überfordert, überwältigt und geschmeichelt. So ein großes Interesse an mir hatte ich in meinem ganzen Leben noch nicht erfahren. Ich war doch immer die Unsichtbare gewesen, trotz oder gerade wegen meiner Überbreite und nun bekam ich diese unglaubliche Resonanz.

Wie schon in meiner Abnehmphase hatte ich auch jetzt wieder den besten „Manager" an meiner Seite, den ich mir vorstellen kann: meinen Sohn Christian. Als er von mir er-

146

fuhr, welches Interesse der Artikel hervorgerufen hatte und wie viele Anfragen bei mir landeten, lief er wieder einmal zur Höchstform auf. Er kümmerte sich um die Bestellung der Fetttabellen und Kochbücher von der Spessart-Klinik. Er half mir bei der Gestaltung der Info-Veranstaltungen, ja selbst was ich am besten anziehen sollte und wie meine Körpersprache sein müsste, war ihm wichtig. Ich brauchte nur noch hinzugehen und zu reden – und reden kann ich wie ein Wasserfall, das wusste er. Alles andere regelte er. Perfekt, ich kann ihm nicht genug danken. Die Veranstaltungen waren sehr gut besucht und immer wieder wurde die Frage gestellt: Wann geht es nun endlich los? Wir wollen auch abnehmen, das hört sich wirklich gut an.

So hatte ich in kurzer Zeit nicht eine, meine, sondern sieben Selbsthilfegruppen. Viele wollten, so wie ich auch, zusätzlich laufen. Also gründete ich auch noch drei Laufgruppen.

Für mich war es während des Abnehmens unglaublich wichtig gewesen, Christian an meiner Seite zu haben. Jetzt konnte ich das weitergeben und der Erfolg zeigte sich sehr schnell bei vielen Gruppenteilnehmern. Mehrere haben bis zu 30 Kilogramm abgenommen. Aber es gibt natürlich immer wieder Leute, die schon beim ersten Treffen deutlich machen, dass sie auf Kuchen und Sahne nicht verzichten wollen und spätestens bei dem Stichwort Bewegung genervt abwinken. Eine Haltung, die ich inzwischen für mich die Zauberer-Phase nenne. Diese Menschen warten noch darauf, dass jemand kommt, der sie schlank zaubert. Mit dieser Haltung gelingt keine Ernährungsumstellung. Meiner

Meinung nach gelingt mit einer solchen Haltung quasi kein Vorhaben im Leben.

Seit meiner Kur in Bad Orb hatte ich ‚meine' Ernährungsberaterin Frau Roth in der Spessart-Klinik immer über meine Fortschritte auf dem Laufenden gehalten. Als ich mein Wunsch- und Normalgewicht erreichte, meldete sich die Klinik und bat mich, für ein Wochenende zu kommen. Eine Frauenzeitschrift wollte eine Fotoreportage mit mir machen. Es war kaum zu glauben: Ich sollte in einer Frauenzeitschrift als gutes Beispiel und Vorbild erscheinen. Mit meinen beiden Söhnen fuhr ich nach Bad Orb und wir verbrachten ein schönes Wochenende im Spessart. Montag Morgen kam dann das Team von der Zeitschrift. Für die Fotoaufnahmen musste ich mehrfach die Kleidung wechseln und der Fotograf forderte mich zum Posieren auf. Ich kam mir vor wie ein Model und hatte unglaublich viel Spaß dabei.

Als die Bilder dann im Kasten waren, wollte ich mir etwas beweisen. Ich absolvierte dann noch einmal dieselbe Strecke, die ich dort während meines Kuraufenthalts morgens mit der Nordic-Walking-Gruppe laufen musste. Die Strecke, die mir so viel Schweiß und Mühen verursacht hatte, war eine Kleinigkeit geworden, bei der ich kaum ins Schwitzen kam, geschweige denn unter Atemnot litt.

Eigentlich kann ich immer noch nicht richtig glauben, was mir gerade alles passiert. Eben noch war ich dick und unbeweglich – und nur sieben Monate später, hatte sich mein ganzes Leben und vor allem auch meine Erwartung an das Leben völlig geändert. Ich glaubte früher, wenn die Kinder aus dem Haus sind, ist die nächste Etappe das Altersheim, da kommt nicht mehr viel. Und was ist nun alles los… Nun singe ich: „Mit 51 Jahren, da fängt das Leben an."

Aufgrund der Presseberichte riefen immer wieder Menschen an, die wissen wollten, wie ich das geschafft hatte. Viele wollten auch in eine der Gruppen kommen. Mein Sohn Mark, studierter Informatiker, kam auf die Idee mir eine Internetseite aufzubauen, auf der ich Tipps, Ratschläge und Rezeptideen weitergeben kann. Unter *www.niewiederdick.info* können Sie mich gerne kontaktieren.

Ich glaubte an ein kurzfristiges Interesse, aber im Gegenteil – immer mehr Menschen und Institutionen meldeten sich bei mir. Ich war überwältigt. Von allen Seiten bekundete man mir seine Hochachtung und ich bekam viele Mails von Menschen, die Rat suchten. Auch regionale Zeitungen kamen auf mich zu. Eine brachte meine Vorher-Nachher-Bilder samt Text sogar auf der Titelseite.

Noch vor ein paar Monaten dachte ich: Wenn ich einmal in der Zeitung stehe, dann mit meiner Todesanzeige. Doch es kam noch besser. Ich bekam sogar eine Einladung von RTL zu Stern TV mit Günther Jauch. Ein Filmteam kam einige Tage zuvor zu mir nach Hause und drehte den ganzen Tag: ich bei einer Gruppensitzung, ich beim Nordic Walking, ich beim fettarmen Kochen, ich in meiner alten Hose Größe 56, ich beim Beantworten von E-Mails. Dass ich mein Leben aufregend und interessant finde, ist ja klar, aber dass andere das auch so sehen würden, mochte ich nicht recht glauben. Eine Woche später saß ich zusammen mit Dr. Goldschmidt, der 30 Jahre Chefarzt der Spessart-Klinik gewesen war, bei Herrn Jauch in der Sendung. Der Film über

mich wurde gezeigt, kurze Plauderei zu dritt über Adipositas und schon war es vorbei.

Aber die Resonanz war gewaltig. Ich bekam Tausende
von E-Mails von Betroffenen. Mir wurde sehr klar, wie
viele Menschen unter ihrem Übergewicht leiden und Hilfe
suchen. Viele schrieben mir, wie großartig sie es fänden,
dass sich mal „eine von uns Dicken" ins Fernsehen traut und
dort sagt, wie schlimm es sein kann. Wir alle haben
schlechte Erfahrungen gemacht, nur weil wir dick sind.
Aber denken Sie immer daran: Es gibt Schlimmeres.

Als immer mehr Menschen fragten, ob ich auch ein
Kochbuch habe, in dem ich meine Erfahrungen und Rezepte
weitergebe, erstellte ich zusammen mit anderen Gruppen-
mitgliedern zwei Kochbücher.

Der ganze Trubel und meine Selbsthilfegruppen helfen
mir dabei, schlank zu bleiben. Der erste Artikel über mich
erschien, weil ich eine Gruppe finden wollte. Der einzige
Grund war damals, drei, vier Gleichgesinnte zu finden, die
auch abnehmen möchten beziehungsweise ihr Gewicht halten wollen. Ich wollte mich davor schützen, wieder zuzunehmen. Ich wollte „nie wieder dick" sein. Zu diesem ganz
eigennützigen Grund gesellte sich dann die Motivation
meine Erfahrungen weitergeben zu wollen.

Ich versuche nach wie vor, alle E-Mails und Anrufe so
schnell wie möglich zu beantworten, denn das Gefühl der
Verzweiflung und wie schnell dann der Schritt zum Kühlschrank gemacht ist, habe ich nicht vergessen.

Aber denken Sie daran, es liegt in unserer Hand, wir und
nur wir selbst bestimmen, was wir essen und wie viel wir
wiegen.

Wir sind nicht allein

In meinen Selbsthilfegruppen passiert nichts Geheimnisvolles - ich habe ja auch kein Geheimnis, das ich preisgeben kann. Alles was ich weiß, wissen Sie jetzt auch.

Also, was machen wir in den Gruppen? Am Anfang kann sich jeder Teilnehmer, der möchte, wiegen. Ich führe für jeden, der es will, eine Liste, sodass er eine Kontrolle darüber hat, was sich tut. Erfolge können so gleich mit anderen geteilt werden. Meinem Eindruck nach ist das schon die halbe Miete und es weckt den Ehrgeiz. Wir geben uns Tipps und tauschen Rezepte aus. Wer immer ein neues fettarmes Gericht erfunden hat, teilt es mit den anderen. Wenn jemand ein neues fettarmes Nahrungsmittel gefunden hat, erzählt er davon. Wir motivieren uns gegenseitig. Das ist alles. Aber das ist viel, denn so sind wir nicht mehr allein mit unserem Problem. Wir reden durchaus auch über Dinge, die nichts mit unserem Gewicht und dem Abnehmen zu tun haben. Soviel Spaß muss sein. Denn auch wenn das gemeinsame Hauptziel das Abnehmen oder Halten des Gewichts ist – unser gemeinsamer Tenor ist immer: „Es gibt Schlimmeres". Das Abnehmen soll nicht den gesamten Tagesablauf bestimmen, sondern im Alltag eher nebenbei laufen.

Gründen Sie doch auch eine Gruppe. Das ist leichter als Sie denken. Geben Sie eine Anzeige auf, gucken Sie im Internet nach willigen Mitstreitern oder besuchen Sie meine Seite *www.niewiederdick.info*. Dort kann ich Ihnen geeignete Wege empfehlen, um eine Selbsthilfegruppe in Ihrer Nähe zu gründen.

Eine meiner Selbsthilfegruppen trifft sich auch bei mir

Zuhause, vielleicht ist das bei Ihnen oder einem anderen Mitglied der Gruppe auch möglich.

Genauso hilfreich sind Laufgruppen. Es ist viel leichter, den Schweinehund von anderen zu verjagen als den eigenen. Also helfen Sie sich gegenseitig, motivieren, loben, unterstützen Sie sich. Es hilft schon zu wissen, dass jemand anrufen wird, warum man nicht da war, um sich vielleicht doch noch aufzuraffen. Sie schaffen das.

Fetttabelle

Milch und Milchprodukte

Getränke (200 ml)

Bananen-Erdbeer-Vanilletrunk . . . . 3 g Fett
Buttermilch . . . . 1 g Fett
Fruchtzwerge-Drink . . . . 7 g Fett
Milch 3,5 % Fett . . . . 7 g Fett
Milch 1,5 % Fett . . . . 3 g Fett
Milch 0,1 % - 0,3 % Fett . . . . < 1 g Fett
Molke . . . . < 1 g Fett
Molke- Fruchtgetränk . . . . < 1 g Fett
LC 1 Drink Orange . . . . 3 g Fett
Schokotrunk . . . . 3 g Fett
Schüttelshake . . . . 1 g Fett

Joghurt / Kefir

Joghurt vollfett 3,5 % . . . . 150 g . . . . . . 5 g Fett
Joghurt teilentrahmt 1,5 % . . . . 150 g . . . . . . 2 g Fett
Joghurt entrahmt 0,3 % . . . . 150 g . . . . . < 1 g Fett
Biojoghurt mind. 3,7 % . . . . 150 g . . . . . . 5 g Fett
Kefir 1,5 % . . . . 125 g . . . . . . 2 g Fett
Kefir 3,5 % . . . . 125 g . . . . . . 4 g Fett
Kefir 10 % . . . . 125 g . . . . . 12 g Fett
Nestlé LC 1 pur . . . . 150 g . . . . . . 5 g Fett
Sahne-Joghurt 10 % . . . . 150 g . . . . . 15 g Fett
Der Fruchtige von Nestlé . . . . 125 g . . . . . . 2 g Fett
Vanille-Joghurt auf Frucht . . . . 150 g . . . . . . 4 g Fett

Fruchtzwerge 20 % .... 50 g ...... 3 g Fett
Mocca-Joghurt .... 150 g ...... 5 g Fett
Knusper-Joghurt Müsli .... 175 g ..... 11 g Fett
Knusper-Joghurt Flakes .... 175 g ...... 5 g Fett

Sahne / Crème fraîche usw.

Crème fraîche 40 % .... 15 g ...... 6 g Fett
Saure Sahne 10 % .... 15 g ...... 2 g Fett
Schlagsahne 30 % .... 15 g ...... 5 g Fett
Schokoladenpudding .... 125 g ...... 4 g Fett
Götterspeise .... 125 g ...... 0 g Fett

Schnittkäse

1 Scheibe Schnittkäse 20 % Fett i. Tr. .... 20 g ...... 2 g Fett
1 Scheibe Schnittkäse 30 % Fett i. Tr. .... 20 g ...... 3 g Fett
1 Scheibe Schnittkäse 45 % Fett i. Tr. .... 20 g ...... 6 g Fett
Butterkäse 50 % Fett i. Tr. .... 20 g ...... 6 g Fett
Emmentaler 45 % Fett i. Tr. .... 20 g ...... 6 g Fett
Allgäuer Emmentaler „leicht" .... 30 g ...... 3 g Fett
Parmesankäse 1 EL 35 % Fett i. Tr. .... 15 g ...... 2 g Fett

Weichkäse

(1 Port. = 30 g)

Camembert 30 % Fett i. Tr. .... 4 g Fett
Camembert 45 % Fett i. Tr. .... 7 g Fett
Camembert 60 % Fett i. Tr. .... 10 g Fett
Bresso Weichkäse 60 % Fett i. Tr. .... 10 g Fett
Bresso Knoblauch - Frischkäse 60 % Fett i. Tr. .... 7 g Fett
Bavaria Blu 50 % Fett i. Tr. .... 9 g Fett
Bresso "light" .... 3 g Fett
Le Tartare "leicht" .... 2 g Fett

Schmelzkäse

7 % bis 10 % Fett i. Tr.	25 g	1 g Fett
30 % Fett i. Tr.	25 g	3 g Fett
40 % Fett i. Tr.	25 g	5 g Fett
60 % Fett i. Tr.	25 g	7 g Fett
Toast-Scheiblette 45 % Fett i. Tr.	20 g	5 g Fett
Toast-Scheiblette „leicht"	20 g	2 g Fett

Frischkäse

Speisequark mager 0,5 %	100 g	<1 g Fett
Speisequark 10 % Fett i. Tr.	100 g	2 g Fett
Speisequark 20 % Fett i. Tr.	100 g	5 g Fett
Speisequark 40 % Fett i. Tr.	100 g	11 g Fett
Doppelrahmfrischkäse 70 % Fett i. Tr.	30 g	5 g Fett
Exquisa „Sport"	30 g	2 g Fett
Feta-Schafskäse 55 % Fett i. Tr.	30 g	8 g Fett
Schafskäse 40 % Fett i. Tr.	30 g	5 g Fett
Cottage Cheese 20 % Fett i. Tr.	40 g	2 g Fett
Mascarpone 80 % Fett i. Tr.	50 g	21 g Fett
Mozzarella 45 % Fett i. Tr.	50 g	8 g Fett
Harzer Käse	100 g	0,5 g Fett

Wurst und Fleischwaren

Wurst

(1 Scheibe oder 1 Portion = 20 g)

Bierwurst	4 g Fett
Truthahnbierschinken	2 g Fett
Bierschinken	4 g Fett
Blutwurst	6 g Fett
Corned Beef	1 g Fett

Fleischkäse grob .... 5 g Fett

Wurst in Aspik .... 1 g Fett

Geflügeljagdwurst .... 2 g Fett

Jagdwurst .... 4 g Fett

Kalbskäse .... 6 g Fett

Kasseler .... 1 g Fett

Knoblauchwurst gebrüht .... 5 g Fett

Leberkäse .... 5 g Fett

Geflügelleberwurst .... 5 g Fett

Hausmacher Leberwurst .... 5 g Fett

Geflügellyoner .... 3 g Fett

Lyoner .... 6 g Fett

Mettwurst .... 8 g Fett

Geflügelmortadella .... 3 g Fett

Mortadella .... 7 g Fett

1 Scheibe Salami deutsch .... 15 g ...... 8 g Fett

1 Scheibe Salami Geflügel .... 15 g ...... 4 g Fett

1 Scheibe Schwartenmagen, hessischer .... 6 g Fett

Teewurst .... 7 g Fett

Teewurst fettreduziert .... 5 g Fett

1 Scheibe Lachsschinken .... 1 g Fett

1 Scheibe gekochter Schinken .... 1 g Fett

1 Scheibe Schwarzwälder Speck .... 12 g Fett

1 Scheibe roher Schinken .... 7 g Fett

Fleischfertigwaren

Bockwurst .... 115 g ..... 29 g Fett

Bratwurst fein .... 115 g ..... 31 g Fett

Bratwurst grob .... 115 g ..... 28 g Fett

Frankfurter Würstchen 1 Paar .... 100 g ..... 24 g Fett

Knackwurst .... 100 g ..... 26 g Fett

Weißwurst 1 Paar .... 100 g ..... 26 g Fett

Wiener Würstchen light 1 Paar . . . . 83 g . . . . . 12 g Fett

Wiener Würstchen 1 Paar . . . . 100 g . . . . . 26 g Fett

Cordon bleu (Schwein) . . . . 150 g . . . . . 17 g Fett

Frikadellen . . . . 150 g . . . . . 15 g Fett

1 Hack-Bällchen (Herta) . . . . 30 g . . . . . . 6 g Fett

Hot Dog (Herta) . . . . 100 g . . . . . 28 g Fett

1 Königsberger Klops . . . . 50 g . . . . . . 5 g Fett

Fleischsalat . . . . 100 g . . . . . 37 g Fett

Schinkenspeck „Breakfast Bacon" . . . . 30 g . . . . . . 8 g Fett

Fleischwurst (Herta) . . . . 125 g . . . . . 36 g Fett

Porc Nuggets . . . . 100 g . . . . . 23 g Fett

Iglo Chicken Cheese Nuggets . . . . 15 Stück . . . . . 30 g Fett

Iglo Hähnchen Sticks . . . . 10 Stück . . . . . 23 g Fett

Fleisch, Fisch und Fischwaren

Rind

Beefsteak . . . . 180 g . . . . . . 9 g Fett

Tatar . . . . 100 g . . . . . . 3 g Fett

Rinderhackfleisch . . . . 100 g . . . . . 14 g Fett

Rinderfilet 2 Medaillons . . . . 100 g . . . . . . 4 g Fett

Rinderbraten . . . . 150 g . . . . . . 3 g Fett

Roastbeef . . . . 150 g . . . . . . 6 g Fett

Kalb

Kalbsbraten . . . . 150 g . . . . . . 5 g Fett

2 Medaillons . . . . 100 g . . . . . . 1 g Fett

Filetbraten . . . . 150 g . . . . . 11 g Fett

Haxe . . . . 150 g . . . . . . 3 g Fett

Kalbsgulasch . . . . 150 g . . . . . 11 g Fett

Kalbshackfleisch . . . . 100 g . . . . . . 4 g Fett

Kotelett .... 150 g ...... 4 g Fett
Kalbsschnitzel .... 125 g ...... 4 g Fett

Schwein

Bauchspeck .... 100 g ..... 89 g Fett
Schweinefilet 2 Medaillons .... 100 g ...... 2 g Fett
Haxe .... 180 g ..... 12 g Fett
Kasseler Kotelett Nacken .... 120 g ..... 20 g Fett
Kotelett Rücken .... 120 g ...... 6 g Fett
Nackenbraten .... 180 g ..... 25 g Fett
Rollbraten .... 180 g ..... 19 g Fett
Rückenspeck .... 100 g ..... 82 g Fett
Schnitzel .... 150 g ...... 3 g Fett
Gulasch mager .... 180 g ..... 11 g Fett
Schweinehackfleisch .... 100 g ..... 21 g Fett
Schweineschmalz 1 EL .... 20 g ..... 20 g Fett

Lamm und Hammel

Ragout .... 150 g ..... 56 g Fett
Gulasch .... 180 g ..... 23 g Fett
Braten .... 150 g ..... 27 g Fett
Kotelett .... 100 g ..... 32 g Fett

Geflügel

½ Brathähnchen klein .... 20 g Fett
½ Brathähnchen mittel .... 35 g Fett
Hühnerbrust mit Haut .... 150 g ...... 9 g Fett
Ente .... 125 g ..... 21 g Fett
Gans .... 150 g ..... 47 g Fett
Hähnchenbrustfilet klein .... 90 g ...... 1 g Fett
Hähnchenkeule .... 125 g ..... 15 g Fett

158

Putenschnitzel .... 150 g ...... 2 g Fett
Suppenhuhn .... 100 g ..... 20 g Fett

Wild und Wildgeflügel

Fasan .... 125 g ...... 8 g Fett
Hasenfilet .... 100 g ...... 3 g Fett
Hirschsteak .... 100 g ...... 3 g Fett
Kaninchenbraten .... 150 g ..... 11 g Fett
Rehkeule .... 150 g ...... 2 g Fett
Wildschweinbraten .... 180 g ...... 5 g Fett

Fisch und Fischwaren

Aal .... 150 g ..... 37 g Fett
Alaska Seelachs .... 100 g ...... 1 g Fett
Austern ausgelöst .... 100 g ...... 1 g Fett
Barsch .... 150 g ...... 1 g Fett
Brathering .... 125 g ..... 19 g Fett
Dornhai .... 150 g ..... 22 g Fett
Forelle .... 150 g ...... 1 g Fett
Garnele / Scampi .... 100 g ...... 1 g Fett
Hecht .... 150 g ...... 1 g Fett
Heilbutt .... 150 g ...... 3 g Fett
Hering .... 150 g ..... 14 g Fett
Hummer .... 150 g ...... 2 g Fett
Kabeljau (Dorsch) .... 150 g ...... 1 g Fett
Karpfen .... 150 g ...... 7 g Fett
Krebs (ausgelöst) .... 100 g ...... 1 g Fett
Lachs .... 150 g ..... 20 g Fett
Makrele .... 150 g ..... 18 g Fett
Makrelenfilet geräuchert .... 150 g ..... 24 g Fett
Matjeshering 1 Filet .... 80 g ..... 18 g Fett

159

Miesmuschel ausgelöst .... 100 g ...... 1 g Fett

Rotbarsch .... 150 g ...... 5 g Fett

Sardine .... 150 g ...... 8 g Fett

Schillerlocken geräuchert .... 50 g ..... 12 g Fett

Scholle .... 150 g ...... 1 g Fett

Schwertfisch .... 150 g ...... 7 g Fett

Seezunge .... 150 g ...... 2 g Fett

Sprotten 3-4 Stück .... 50 g ...... 9 g Fett

Thunfisch .... 150 g ..... 23 g Fett

Tintenfisch .... 150 g ...... 1 g Fett

Wels .... 150 g ..... 17 g Fett

Konserven

Bismarckhering .... 125 g ..... 19 g Fett

Brathering .... 125 g ..... 19 g Fett

Bratrollmops .... 75 g ..... 10 g Fett

Gabelbissen .... 55 g ..... 10 g Fett

Hering in Gelee .... 125 g ..... 16 g Fett

Heringsfilet in Tomatensauce .... 100 g ..... 15 g Fett

Heringsfilet in Sahnesauce .... 100 g ..... 15 g Fett

Lachs in Dosen .... 50 g ...... 4 g Fett

Lachs in Öl .... 50 g ..... 11 g Fett

Makrelenfilet in Tomatensauce .... 190 g ..... 35 g Fett

Ölsardinen abgetropft .... 50 g ...... 7 g Fett

Rollmops .... 75 g ..... 10 g Fett

Schillerlocken .... 150 g ..... 36 g Fett

Lachsersatz................................. 65 g ...... 6 g Fett

Thunfisch in Öl .... 150 g ..... 32 g Fett

Fertigprodukte

2 Iglo Fisch-Frikadellen .... 125 g ...... 6 g Fett

5 Iglo Fischstäbchen . . . . 150 g . . . . . 11 g Fett

2 Stück Iglo Seemanns Schmaus . . . . 150 g . . . . . 29 g Fett

Iglo Feine Scholle „Sylter Art" . . . . 125 g . . . . . 13 g Fett

Iglo Filet in Sauce Tomate . . . . 250 g . . . . . . 6 g Fett

Lachs-Lasagne . . . . 300 g . . . . . 30 g Fett

Schlemmer Filet Champignon . . . . 200 g . . . . . 22 g Fett

Flüssige und feste Fette und Eier

Speisefette und Speiseöle

(1 TL = 5 g)

Distelöl . . . . 5 g . . . . . . 5 g Fett

Gänse- oder Schweineschmalz . . . . 5 g . . . . . . 5 g Fett

Olivenöl . . . . 5 g . . . . . . 5 g Fett

Palmkernfett . . . . 5 g . . . . . . 5 g Fett

Sonnenblumenöl . . . . 5 g . . . . . . 5 g Fett

Aufstrichfett

Butter . . . . 5 g . . . . . . 4 g Fett

Butterschmalz . . . . 5 g . . . . . . 5 g Fett

Halbfettbutter . . . . 5 g . . . . . . 2 g Fett

Margarine . . . . 5 g . . . . . . 4 g Fett

Halbfettmargarine . . . . 5 g . . . . . 2 g Fett

Brunch 24 % . . . . 5 g . . . . . . 1 g Fett

Brunch 14 % . . . . 10 g . . . . . 1,4 g Fett

Frischkäse 5 % . . . . 10 g . . . . . 0,5 g Fett

Almette 0,2 % . . . . 10 g . . . . . . 0 g Fett

Exquisa 0,2 % . . . . 10 g . . . . . . 0 g Fett

Mayonnaise, Salatcreme, Remoulade

Delikatess-Mayonnaise 82 % . . . . 5 g . . . . . . 4 g Fett

Salat-Mayonnaise 50 % .... 5 g ...... 3 g Fett
Joghurt – Salatcreme 20 % .... 5 g ...... 2 g Fett
Remoulade 79 % .... 5 g ...... 4 g Fett
Miracle Whip Balance 15 % .... 5 g ...... 1 g Fett
Miracle Whip 4,9 % .... 10 g .... 0,5 g Fett
"Du darfst" Salatgenuss 3 % .... 10 g .... 0,3 g Fett
Remoulade 9 % von Thomy .... 10 g ...... 1 g Fett

Eier
1 Ei .... 60 g ...... 7 g Fett
1 Eigelb .... 20 g ...... 6 g Fett

Brot, Teig, Burger, Baguette, Pizza & Brotaufstriche

Brot
1 Scheibe Graubrot .... 50 g ..... <1 g Fett
1 Brötchen .... 50 g .... < 1 g Fett
1 Croissant .... 60 g ... < 21 g Fett
1 Croissant mit Schokolade .... 70 g ..... 25 g Fett
1 Laugenbrezel .... 50 g .... < 1 g Fett
1 Scheibe Brot mit Sonnenblumenkernen .... 50 g ...... 1 g Fett
1 Scheibe Brot mit Nüssen .... 50 g ...... 1 g Fett
1 Vollkornbrötchen .... 50 g .... < 1 g Fett
1 Scheibe Weizentoastbrot .... 25 g ...... 1 g Fett
1 Scheibe Vollkorntoastbrot .... 25 g ...... 1 g Fett

Teige
Blätterteich Back´n Roll (Herta) .... 100 g ..... 26 g Fett
Pizzateich Back´n Roll (Herta) .... 100 g ..... 24 g Fett

Burger

1 Cheeseburger TK-Iglo Bistro . . . . 140 g . . . . . 18 g Fett
1 Chickenburger TK-Iglo-Bistro . . . . 145 g . . . . . 16 g Fett
1 Fischburger TK-Käpt'n Iglo . . . . 160 g . . . . . 15 g Fett
1 Hamburger TK-Iglo-Bistro . . . . 140 g . . . . . . 7 g Fett

Baguettes (TK – Iglo)

2 Baguettes Bolognese . . . . 250 g . . . . . 18 g Fett
2 Baguettes Champignon . . . . 250 g . . . . . 24 g Fett
2 Baguette Knoblauch-Kräuter . . . . 150 g . . . . . 26 g Fett
2 Baguettes Salami . . . . 250 g . . . . . 22 g Fett
2 Baguettes Tomate-Käse . . . . 250 g . . . . . 24 g Fett
2 Schlemmer Baguettes Hawaii . . . . 250 g . . . . . 18 g Fett
2 Schlemmer Baguettes Provence . . . . 250 g . . . . . 34 g Fett

Pizza (TK – Iglo)

Pizza Crossa Classica . . . . 290 g . . . . . 38 g Fett
Pizza Crossa Salami . . . . 290 g . . . . . 44 g Fett
Pizza Crossa Schinken . . . . 290 g . . . . . 38 g Fett
Pizza Crossa Spinat-Champignon . . . . 290 g . . . . . 27 g Fett
2 St. Pizza Crossa Quattro Tomate . . . . 325 g . . . . . 13 g Fett
2 St. Pizza Crossa Quattro Salami . . . . 325 g . . . . . 23 g Fett

Brotaufstriche

Marmelade (alle Sorten) . . . . 0 g Fett
Erdnusscreme 1 gehäufter TL . . . . 20 g . . . . . 10 g Fett
Erdnuss-/Haselnuss-/Mandelmus 1 TL . . . . 20 g . . . . . 18 g Fett
Honig . . . . 0 g Fett
Nuss-Nougat Creme 1 gehäufter TL . . . . 20 g . . . . . . 6 g Fett
Streichrahm . . . . 20 g . . . . . . 5 g Fett
Le Parfait . . . . 25 g . . . . . . 6 g Fett
Vegetarische Streichcreme . . . . 25 g . . . . . . 5 g Fett

Müsli, Getreideprodukte, Obst und Gemüse

Müsli

Bran Flakes .... 30 g ...... 1 g Fett

Cornflakes, Corn Pops, Smacks .... 30 g ...... 1 g Fett

Crunchy Nut, Chombos .... 30 g ...... 1 g Fett

Extra Selection .... 30 g ...... 3 g Fett

Frosties .... 30 g ..... < 1 g Fett

Haferflakes 3 EL .... 30 g ...... 2 g Fett

Haferflocken mit Trockenobst 3 EL .... 30 g ...... 2 g Fett

Knusperflakes mit Schokolade 3 EL .... 30 g ...... 3 g Fett

Knsuper-Honeys .... 40 g ...... 9 g Fett

Knusper-Müsli .... 40 g ...... 8 g Fett

Rice-Crispies .... 30 g ..... < 1 g Fett

Nutri-Grain Schokomüsli .... 40 g ...... 3 g Fett

Getreide und Getreideprodukte

Mehl, alle üblichen Sorten .... 100 g ..... < 1 g Fett

Quinoa .... 50 g ...... 3 g Fett

Amaranth .... 15 g ...... 1 g Fett

Buchweizen .... 20 g ..... < 1 g Fett

Dinkelmehl .... 20 g ...... 1 g Fett

Maisgrieß .... 20 g ..... < 1 g Fett

Wildreis .... 30 g ...... 1 g Fett

Sojaflocken .... 10 g ...... 2 g Fett

Grünkernschrot .... 20 g ..... < 1 g Fett

Hafergrütze .... 20 g ...... 1 g Fett

Haferflocken .... 30 g ...... 2 g Fett

Dinkelhaferflocken .... 100 g ...... 2 g Fett

Reis .... 30 g ...... 1 g Fett

Nudeln alle Sorten Rohgewicht .... 50 g ..... < 1 g Fett

Spätzle gekocht .... 150 g ...... 8 g Fett

2 Dampfnudeln .... 100 g ..... 10 g Fett

1 Germknödel Iglo TK .... 167 g ...... 8 g Fett

Maultaschen gekocht .... 250 g ..... 13 g Fett

2 Semmelknödel Maggi .... 2 g Fett

Buitoni Gnocchi di patate .... 200 g ...... 1 g Fett

Buitoni Fettuccine verdi .... 125 g ...... 4 g Fett

Buitoni Tortellini ricotta e spinaci .... 125 g ..... 11 g Fett

Buitoni Ravioli al 4 formaggio .... 125 g ..... 13 g Fett

Obst

Obst hat weniger als 1 g oder gar kein Fett

Gemüse

Gemüse hat weniger als 1 g oder gar kein Fett außer

Grüne Oliven mariniert .... 20 g ...... 3 g Fett

Schwarze Oliven mariniert .... 20 g ...... 7 g Fett

Röstzwiebeln getrocknet .... 3 g ...... 1 g Fett

Mais .... 200 g ...... 2 g Fett

1 Avocado .... 47 g Fett

Nüsse und Samen

Cashewnüsse .... 50 g ..... 21 g Fett

Erdnüsse .... 50 g ..... 24 g Fett

Haselnüsse .... 50 g ..... 30 g Fett

Macadamianüsse .... 50 g ..... 35 g Fett

Pistazienkerne .... 50 g ..... 26 g Fett

Erdnüsse, geröstet .... 100 g ..... 50 g Fett

Erdnussflips .... 50 g ..... 15 g Fett

Kokosnuss, frisch .... 50 g ..... 18 g Fett

Kokosraspeln getrocknet .... 100 g ..... 62 g Fett

5 Kastanien (Maronen) .... 100 g ..... 62 g Fett

Kürbiskerne .... 10 g ...... 5 g Fett

Leinsamen .... 10 g ...... 3 g Fett

Mandeln .... 10 g ...... 5 g Fett

Mohn .... 10 g ...... 4 g Fett

Sesam .... 10 g ...... 5 g Fett

Sonnenblumenkerne .... 10 g ...... 5 g Fett

Walnuss .... 10 g ...... 6 g Fett

Fertigsuppen

Tassensuppen
(1 Teller = 250 ml)

Hühnersuppe .... 1 g Fett

Blumenkohl-Creme-Suppe .... 4 g Fett

Champignon-Creme–Suppe .... 2 g Fett

Maggi Käse–Nudeltopf .... 14 g Fett

Minuto Nudeltopf asiatisch .... 11 g Fett

Tomatencremesuppe .... 3 g Fett

Dosensuppen

Erbensuppe Bassermann .... 425 ml ..... 20 g Fett

Serbischer Bohnentopf Bassermann .... 425 ml ..... 16 g Fett

Fischsuppe .... 200 ml ...... 1 g Fett

Champignonrahmsuppe Knorr .... 200 ml ...... 6 g Fett

Champignoncremesuppe Lacroix .... 200 ml ..... 12 g Fett

Doppelte Kraftbrühe Laxroix .... 200 ml ..... <1 g Fett

Erbentopf mit Speck Maggi .... 325 g ..... 10 g Fett

Nudeltopf mit Huhn Maggi .... 325 g ..... 21 g Fett

Chinesische Hühnersuppe Unox .... 200 ml ...... 2 g Fett

Leberknödelsuppe Unox .... 200 ml ..... 10 g Fett

Tütensuppe

Champignoncremesuppe mit Croutons . . . . 13 g Fett
Deftiger Erbsentopf mit Speck Knorr . . . . 3 g Fett
Chinesische Gemüsesuppe Maggi . . . . 5 g Fett
Lauchcremesuppe Maggi . . . . 9 g Fett

Salatsoßen (Flasche)

French Soße Kraft . . . . 15 g . . . . . . 3 g Fett
Thousand Island Kühne Salatfix . . . . 15 g . . . . . . 4 g Fett
Joghurt Dressing . . . . 15 g . . . . . . 0 g Fett
Hausdressing . . . . 15 g . . . . . . 6 g Fett
French Salat Dressing Mövenpick . . . . 20 g . . . . . 10 g Fett

Feinkost – Soßen

(20 g = 1 EL)

American Cocktail Sauce Tommy . . . . 5 g Fett
Chili-Sauce Thomy . . . . 2 g Fett
Curry-Sauce Thomy . . . . 3 g Fett
Knoblauch-Sauce Thomy . . . . 6 g Fett
Schaschlik-Sauce Thomy . . . . 0 g Fett
Zigeuner-Sauce Thomy . . . . 0 g Fett
Worcester-Sauce . . . . 0 g Fett
Sojasoße . . . . <0 g Fett
Tomatenketchup . . . . 0 g Fett
Senf . . . . 0 g Fett
Cocktail-Soße Kühne . . . . 5 g Fett
Tzatziki-Sauce Kühne . . . . 5 g Fett
Roquefort-Soße Lacroix . . . . 4 g Fett
Steaksauce Laxroix . . . . <1 g Fett
Salsa Sauce Maggi . . . . <1 g Fett
Tomatenmark . . . . <1 g Fett
Sahne-Meerrettich Thomy . . . . 6 g Fett

Würzmischung pro Portion

(1 Beutel = 2 - 4 Portionen)

Maggi Fix für Gulasch .... 4 g Fett

Maggi Fix für Geschnetzeltes Züricher Art .... 7 g Fett

Maggi Fix für Pfannen-Gyros .... 1 g Fett

Maggi Fix für Spaghetti Carbonara .... 5 g Fett

Getränke

Cappuccino instant .... 250 ml ...... 1 g Fett

Cappuccino instant mit Milch .... 250 ml ...... 3 g Fett

Chocafé instant .... 250 ml ...... 3 g Fett

Eis-Tee .... 330 ml ..... <1 g Fett

Heiße Schokolade / Kakaotrunk .... 150 ml ...... 6 g Fett

Café au lait .... 250 ml ...... 3 g Fett

Kaffee .... 0 g Fett

Malzkaffee .... 0 g Fett

Mocca Shake / frappé .... 330 ml ...... 5 g Fett

Ovomaltine .... 200 ml ...... 7 g Fett

Tee .... 0 g Fett

Zitronentee instant .... 0 g Fett

Frucht- und Gemüsesäfte .... 200 ml ..... <1 g Fett

Nektar und Fruchtsäfte .... 200 ml ..... <1 g Fett

Limonaden und Erfrischungsgetränk ...... 200 ml ..... <1 g Fett

Alkohol enthält kein Fett, aber verhindert die Fettverbrennung im Körper. Daher blockieren:

Apfelwein .... 200 ml ...... 5 g Fett

Bier .... 330 ml ..... 11 g Fett

1 Glas Wein .... 200 ml ..... 15 g Fett

1 Glas Sekt .... 100 ml ...... 7 g Fett

1 Likör .... 20 ml ...... 4 g Fett

Fettpunkte bei McDonald's

Frühstück

Rösti 2 Stück .... 18 g Fett
McCroissant .... 18 g Fett
Ham & Eggs .... 21 g Fett
Egg McMuffin .... 22 g Fett
Sweet Breakfast (ohne Streichfett) .... 28 g Fett

Sandwiches

Hamburger .... 9 g Fett
Cheeseburger .... 13 g Fett
FischMac .... 20 g Fett
McRib .... 21 g Fett
Gemüse Mac .... 25 g Fett
Big Mac .... 26 g Fett
Hamburger Royal .... 27 g Fett

Chicken und Soßen

Chicken McNuggets 6er .... 12 g Fett
McChicken .... 23 g Fett
Süßsaure Soße .... 0 g Fett
Barbecuesoße .... 0 g Fett
Senfsoße .... 3 g Fett

Salate / Pommes

Mexicana Salat .... 2 g Fett
Chefsalat .... 9 g Fett
Italian Dressing 1 Portion .... 7 g Fett
Thousand Island Dressing 1 Portion .... 7 g Fett
French Dressing .... 8 g Fett
Pommes frites (mittlere Portion) .... 17 g Fett

Desserts

Apfeltasche . . . . 12 g Fett

Kirschtasche . . . . 13 g Fett

Donuts (Zucker) . . . . 17 g Fett

Donuts (Schoko) . . . . 18 g Fett

Eis

Sundae Eis in der Waffel . . . . 4 g Fett

Sundae Eis mit Schokosoße . . . . 8 g Fett

Sundae Eis mit Karamelsoße . . . . 6 g Fett

McFlurry Smarties . . . . 11 g Fett

McFlurry Bounty . . . . 17 g Fett

McFlurry Daim / M&M . . . . 14 g Fett

Milchshakes

Vanille . . . . 8 g Fett

Erdbeer . . . . 8 g Fett

Schoko . . . . 8 g Fett

Plätzchen und Gebäck

1 St. Aachener Printen . . . . 20 g . . . . . . 4 g Fett

1 Bethmännchen . . . . 20 g . . . . . . 5 g Fett

1 St. Buttergebäck . . . . 10 g . . . . . . 2 g Fett

1 Dominostein . . . . 12 g . . . . . . 2 g Fett

1 Elisen-Lebkuchen . . . . 40 g . . . . . . 5 g Fett

1 St. Früchtebrot . . . . 50 g . . . . . . 3 g Fett

1 St. Honigkuchen . . . . 70 g . . . . . . 3 g Fett

1 Liegnitzer Bombe . . . . 60 g . . . . . . 8 g Fett

1 Makrone . . . . 12 g . . . . . . 2 g Fett

1 St. Dresdner Stollen . . . . 150 g . . . . . 30 g Fett

1 Marzipanstollen	150 g	26 g Fett
1 St. Mohnstollen	150 g	23 g Fett
1 St. Quarkstollen	150 g	19 g Fett
1 Nürnberger Lebkuchen	40 g	5 g Fett
1 Nussplätzchen	10 g	3 g Fett
1 St. Spekulatius	10 g	2 g Fett
1 St. Spritzgebäck	10 g	3 g Fett
1 Vanillekipferl	8 g	2 g Fett
1 Zimtstern	15 g	2 g Fett
1 Anisplätzchen	10 g	0 g Fett
1 Pfefferkuchenplätzchen	10 g	0 g Fett
1 Baiserplätzchen	5 g	0 g Fett
1 Springerle	10 g	0 g Fett
1 Pfefferkuchenherz		0 g Fett
1 Amerikaner	150 g	12 g Fett
1 Apfeltasche Blätterteig	150 g	9 g Fett
1 Krapfen Berliner	60 g	8 g Fett
1 Blätterteigstückchen	70 g	13 g Fett
1 Dampfnudel	100 g	10 g Fett
1 Doughnut		9 g Fett
1 Nussecke	150 g	42 g Fett
1 Rosinenschnecke	130 g	8 g Fett
1 Schweinsöhrchen	50 g	15 g Fett
1 Wiener Hörnchen	50 g	10 g Fett
1 Stück Bienenstich	150 g	28 g Fett
1 St. Biskuitrolle Erdbeer	150 g	16 g Fett
1 St. Nusskuchen Rührteig	120 g	30 g Fett
1 St. Schwarzwälder Torte	140 g	29 g Fett
Löffelbiskuit	5 g	0 g Fett
1 Rheinischer Mutzen	25 g	1 g Fett
1 Stück Apfelkuchen Hefe	150 g	4 g Fett
1 Stück Hefezopf	150 g	4 g Fett

Süßes und Salziges

Süßes

1 Tafel Sarotti Vollmilchschokolade	100 g	30 g Fett
1 Stück Sarotti Vollmilchschokolade	6 g	2 g Fett
1 Tafel Nestlé „Die Weiße"	100 g	31 g Fett
1 Stück Nestlé „Die Weiße"	6 g	2 g Fett
1 Tafel Milka Alpenmilchschokolade		32 g Fett
1 Stück After Eight	8 g	1 g Fett
1 Stück Choco Crossie	4,5 g	1 g Fett
1 Rocher Praline	12 g	5 g Fett
1 Bounty Riegel	30 g	8 g Fett
1 Duplo	18 g	6 g Fett
1 Riegel Toblerone-Mini	12 g	4 g Fett
1 Hanuta	22 g	7 g Fett
1 Twix	29 g	7 g Fett
1 Riegel Kinder Country	24 g	8 g Fett
1 Riegel Happy Hippo Snack	25 g	10 g Fett
1 Riegel Kinder Pingui	30 g	9 g Fett
1 Kinder Schoko-Bon	6 g	2 g Fett
1 Riegel Kinderschokolade	12 g	4 g Fett
1 Riegel Kitkat Mini	17 g	4 g Fett
1 Riegel Kitkat	45 g	12 g Fett
1 Riegel Lion Mini	15 g	3 g Fett
1 Riegel Lion	45 g	10 g Fett
1 Riegel Snickers	60 g	17 g Fett
1 Riegel Mars	60 g	11 g Fett
M & M's	100 g	20 g Fett
1 Riegel Lila Pause	37 g	12 g Fett
1 Riegel Milky Way	30 g	5 g Fett
1 Milka Nussini	37 g	14 g Fett
1 Riegel Nuts	55 g	11 g Fett
1 Mohrenkopf		2 g Fett

1 Yes Torty .... 10 g Fett
1 Butterkeks .... 1 g Fett
Lakritze Schnecken / Bonbons .... 50 g ...... 0 g Fett
Gummibärchen / Saure Pommes .... 50 g ...... 0 g Fett

Eis

(1 Kugel = 75 g)

Fruchteis .... 1 g Fett
Milchspeiseeis .... 3 g Fett
Joghurteis .... 3 g Fett
Einfacheiskrem .... 3 g Fett
Fruchteiskrem .... 6 g Fett
Softeis .... 6 g Fett
Eiskrem .... 8 g Fett
Sahneeis .... 14 g Fett
Bottermelk fresh Zitrone .... 7 g Fett
Cornetto Classico Vanille .... 13 g Fett
Cornetto Erdbeer .... 7 g Fett
Cornetto Nuss .... 14 g Fett
Ed v. Schleck .... 6 g Fett
Domino .... 8 g Fett
Familie Feuerstein Frutti Zitrone .... 5 g Fett
Familie Feuerstein Frutti Waldfrucht............... ...... 6 g Fett
1 Portion I Cestelli Sahne / Frucht .... 11 g Fett
1 Portion I Cestelli Schoko / Vanille.............. ..... 11 g Fett
Magnum Classic .... 20 g Fett
Magnum Weiß .... 19 g Fett
Magnum Mandel .... 23 g Fett
Mini Milk Erdbeer / Vanille........................... 1 g Fett
Nogger choc .... 21 g Fett
Nogger .... 15 g Fett
Solero Exotic / Waldfrucht........................... 6 g Fett

Blizz Cola / Lemon / Power .... 0 g Fett

Buntstift / Capri .... 0 g Fett

Calippo Sport / Zitrone / Erdbeer .... 0 g Fett

Salziges

Erdnussflips .... 25 g ...... 9 g Fett

Kartoffelchips .... 25 g ...... 8 g Fett

1 P. Kartoffelchips .... 175 g ..... 56 g Fett

Cashew Nüsse .... 50 g ..... 21 g Fett

Erdnüsse .... 50 g ..... 24 g Fett

Salzstangen 15 Stück .... 0 g Fett

Kräcker .... 5 g ..... < 1 g Fett

1 Tuc Keks .... 1 g Fett

Walnüsse .... 50 g ..... 31 g Fett

Macadamia-Nüsse .... 50 g ..... 36 g Fett

Rezepte

Gesundes Frühstücksmüsli

	Wasser	
1	Apfel	
50 g	Dinkelhaferflocken	1 Fettpunkte
1 EL	Rosinen	
10 g	Mandeln	5,5 Fettpunkte
	Zimt, Zucker	
	Honig oder Süßstoff	

Zubereitung:

- Apfel in kleine Stücke schneiden.
- Mit den Dinkelflocken und Rosinen in Wasser aufkochen, zum Schluss Mandeln dazu.
- Eventuell mit Zimt, Zucker, Honig oder Süßstoff nach-süßen

6,5 Fettpunkte

Joghurt Dip

	Sesam
10 g	Sesam
1	Knoblauchzehe gepresst
300 g	Joghurt 0,1 % Fett
	Salz und Pfeffer
	gehackte Minzeblätter

175

Zubereitung:
- Sesam ohne Fett in der Pfanne rösten.
- Mit allen anderen Zutaten vermischen und durchziehen lassen.

0,8 Fettpunkte

Fettarme Tapas

Datteln mit Bacon

Man nehme Datteln 100 g . . . . 0,5 Fettpunkte
umwickle sie mit fettfreiem rohen Schinken 100 g . 3,0 Fettpunkte
und brate sie ohne Fett.

Gefüllte Kartoffeln

Pellkartoffeln halbieren, eine Seite mit etwas
12 % Gouda Käse = 1 Scheibe 30 g . . . . 4,0 Fettpunkte
einem Salbeiblatt und den oben genannten
Schinken belegen, 30 g Schinken . . . . 1,0 Fettpunkte
und wieder zusammen setzen, mit Holzstäbchen
und in 1 TL Öl braten . . . . 5,0 Fettpunkte

Marinierte Paprika

Halbierte rote Paprika unter dem Grill im Backofen bis sie Blasen werfen und schwarz werden.
Lauwarm die Haut abziehen.

Auf einen tiefen Teller legen und mit Balsamico-
Essig, schwarzem Pfeffer und etwas Zucker
marinieren . . . . 0,0 Fettpunkte

Angeschwitzte Tomaten

Cocktailtomaten braten und mit schwarzem
Pfeffer bestreuen
1 TL Öl zum Braten . . . . 5,0 Fettpunkte

„Espanadas mit Thunfisch"

Thunfisch in Wasser 100 g . . . . 1,0 Fettpunkte
mit Miracel Whip 4,9 % Fett, 100 g . . . . 5,0 Fettpunkte
etwas Kapern und schwarzem Pfeffer vermischen,
eine Toastbrotscheibe vorsichtig halbieren, aber . . 1,0 Fettpunkte
nicht durchschneiden, nach Bedarf bestreichen
und toasten, diagonal halbieren und mit frischen
dünnen Zwiebelscheiben belegen.

Dazu können Sie Fleisch oder Fisch wählen.

Fleisch, gewürzt nach Geschmack, brate ich scharf an,
lösche es dann mit Wasser ab und lasse es bei geringer Hitze
etwas schmoren, je nachdem was ich in der Pfanne habe. Für
die Soße nehme ich dann einen guten Schuss Balsamico-
Essig, lasse ihn reduzieren und gebe dann etwas Quitten-
oder Brombeergelee dazu. Dann mit etwas Pfeffer würzen,
ein bisschen Salatgarnitur auf den Teller und einzeln in
Schalen anrichten.
Etwas Brot dazu reichen.

Quark-Pfeffer (Dip)

150 g	Quark 0,5 % Fett
250 g	Joghurt 1,5 % Fett
1 EL	grüne Pfefferkörner
	Salz, Pfeffer
	Zitronensaft
	Mineralwasser

Zubereitung:

- Quark und Joghurt mit etwas Mineralwasser zu einem cremigen Dip verrühren
- Pfefferkörner zugeben und mit Salz, Pfeffer und Zitronensaft abschmecken

Kartoffelsuppe

(4 Personen)

350 g	Kartoffeln
	Suppengrün
1 ¼ l	Brühe
	gehackte Petersilie
4	Würstchen 5 % Fett

12 Fettpunkte

Zubereitung:

- Brühe herstellen
- Suppengrün waschen, putzen und klein schneiden
- Kartoffeln schälen und klein schneiden

178

- Suppengrün und Kartoffeln in der Brühe garkochen
- Kartoffeln in der Brühe zu Brei stampfen und abschmecken
- Würstchen hinein geben und erwärmen

3 Fettpunkte / pro Person

Kohlsuppe

(4 Personen)

1	kleiner Weißkohl
	Brühe nach Bedarf (2 - 3 Liter)
1 kg	Kartoffeln
1	Mohrrübe
1	Frühlingszwiebel
400 g	Würstchen (5 % Fett)
	Bohnenkraut, gemahlener Kümmel

Zubereitung:
- Den Kohl klein schneiden und waschen
- Kartoffeln schälen, klein schneiden und mit dem Kohl in die Brühe geben
- Die Mohrrübe putzen und in dünne Scheiben schneiden
- Die Zwiebel klein hacken
- Mohrrübe und Zwiebel in die Suppe geben
- Mit dem Bohnenkraut und dem Kümmel 45 Min. kochen lassen, bis der Kohl weich geworden ist
- Würstchen klein schneiden, dazugeben und erwärmen

5 Fettpunkte / pro Person

Rote-Beete-Suppe auf Pommersche Art

(4 Personen)

1 kg	rote Beete
1	Zwiebel
1 l	Brühe
2	Lorbeerblätter
	Pfeffer, Salz, eventuell Zucker oder Süßstoff
300 g	Tatar (oder 300 g Würstchen 5 % Fett)
1	Eiweiß
1 EL	Semmelmehl
	Salz und Pfeffer
200 ml	Buttermilch

Zubereitung:

- Rote Beete in der Schale garen
- Abschrecken, abpellen, in kleine Stücke schneiden und mit der Reibe oder der Küchenmaschine zu Mus zerkleinern
- Brühe herstellen, Rote Beete Mus in die Brühe geben
- Zwiebeln klein hacken und auch in die Brühe geben
- Lorbeerblätter dazugeben und mit Salz und Pfeffer abschmecken
- Aufkochen lassen
- Aus Tatar, dem Eiweiß, dem Semmelmehl, dem Salz und dem Pfeffer einen Hackfleischteig herstellen und kleine Bällchen daraus formen
- Diese in die Suppe geben
- Alles zusammen 10 Min. köcheln lassen
- Eventuell mit Zucker oder Süßstoff abschmecken
- 200 ml Buttermilch dazugeben und umrühren

180

Dazu können gekochte Pellkartoffeln gegessen werden.

3 Fettpunkte / pro Person

Schnelle Gemüsesuppe
(4 Personen)

1 kg	Kartoffeln	
1 kg	Gemüse	
3 l	fettarme Brühe	
	Bohnenkraut, eventuell gemahlener Kümmel	
	Majoran	
4	Würstchen bis 5 % Fett	12 Fettpunkte

12 Fettpunkte

Zubereitung:

- Kartoffeln schälen und in kleine Stücke schneiden
- Gemüse (alle Sorten sind möglich, eine Sorte oder viele verschiedene Sorten zusammen) waschen und auch kleinschneiden
- Kleingeschnittene Kartoffeln und das kleingeschnittene Gemüse in der Brühe mit den Gewürzen ca. 20 Min. garen
- Zum Schluss die Würstchen in der Suppe erwärmen

3 Fettpunkte / pro Person

Zucchini Suppe

(4 Personen)

1 kg	Zucchini	
500 g	Kartoffeln (wahlweise)	
1,5 l	Brühe	
1 TL	Salz	
100 g	saure Sahne	10 Fettpunkte
100 g	Schinkenwürfel 2 % Fett	2 Fettpunkte

12 Fettpunkte

Zubereitung:

- Kartoffeln schälen, kleinschneiden und in Salzwasser garkochen
- Zucchini schälen, entkernen und kleinschneiden
- In der Brühe weichdünsten
- Dann pürieren, die saure Sahne hinzufügen und mit Salz abschmecken
- Schinkenwürfel fettfrei anbraten
- Die gekochten Kartoffeln und die Schinkenwürfel in die Suppe geben

3 Fettpunkte / pro Person

Christines leichtes Puten-Gulasch

(4 Personen)

2	mittelgroße Zucchini	
150 g	Kirschtomaten	
600 g	Putenbrust	6,0 Fettpunkte
1	Zitrone	
1 TL	Öl	5,0 Fettpunkte
	Salz, Pfeffer	
250 g	Finesse 7 %	17,5 Fettpunkte
3 St.	Koriander	
30 g	Schmelzkäse 8 % Fett	2,5 Fettpunkte
300 ml	Gemüsebrühe	

31,0 Fettpunkte

Zubereitung:

- Zucchini waschen, entkernen und in kleine Stücke schneiden
- Tomaten waschen und halbieren
- Putenbrust in Würfel schneiden
- Zitrone entsaften
- 1 TL Öl in die Pfanne gebe, erhitzen, Zucchini bei starker Hitze 2 - 3 Min. stark anbraten
- Tomaten dazugeben und 1 - 2 Min. mitbraten
- Beides mit Salz und Pfeffer würzen und aus der Pfanne nehmen
- Putenwürfel mit etwas Mineralwasser anbraten
- Mit Finesse, Zitronensaft und Gemüsebrühe aufgießen und 20 Min. köcheln lassen
- Koriander waschen und grob hacken

- Schmelzkäse dazugeben und verrühren
- Mit Salz und Pfeffer abschmecken
- Kirschtomaten und Zucchini in das Gulasch geben und nochmals aufkochen
- Gehackten Koriander unterrühren

Dazu passen Nudeln, Reis oder Kartoffeln

7,8 Fettpunkte / Person

Quark mit Bratkartoffeln

150 g	Kartoffeln
1	getrocknete Feige
100 g	Speisequark 0,5 % Fett
	Zimt
½ TL	Zucker

Zubereitung:
- Kartoffeln 25 Min. kochen.
- Die Feige 10 Min. in warmem Wasser einweichen, trocken tupfen und in feine Streifen schneiden
- Unter den Quark mischen und mit Zimt abschmecken
- Kartoffeln pellen, vierteln und in einer beschichteten Pfanne mit Zucker bestreuen
- Unter Rühren leicht anrösten und zum Quark servieren

1 Fettpunkt

Gemüsenudeln mit Basilikum-Dip

300 g	Möhren
350 g	Zucchini
300 g	Porree
250 g	Tofu
1 TL	Olivenöl
250 g	Farfalle Nudeln
	Salz, Basilikum
200 g	saure Sahne
	abgeriebene Schale einer halben Zitrone
	Pfeffer

Zubereitung:

- Gemüse putzen. Möhren und Zucchini in dünne Streifen schneiden. Porree klein schneiden.
- Tofu würfeln und in heißem Öl knusprig braten
- Nudeln 3 Min. garen
- Dann das Gemüse dazugeben und mitgaren
- Basilikum mit saurer Sahne, Zitronenschale, Salz und Pfeffer verrühren
- Dip zu den Gemüsenudeln servieren und mit Tofu bestreuen

9 Fettpunkte

Grünkohl

(2 Personen)

350 g	Grünkohl
1 gr.	Zwiebel
2	Knoblauchzehen
1 TL	Gemüsebrühe
1 TL	Olivenöl
	Salz, Pfeffer, Zucker, Muskat
200 g	Kassler, mager
100 ml	Milch 0,1 %

Zubereitung:

- Grünkohl mit der Gemüsebrühe 20 Min. köcheln lassen
- Gewürfelte Zwiebel und Knoblauch im Öl anbräunen
- Den Grünkohl mit der Zwiebel und dem Knoblauch in eine Pfanne geben
- Mit Salz, Pfeffer, Muskat und eventuell Zucker oder Süßstoff abschmecken
- Das Kassler mit in die Pfanne geben
- 10 - 15 Min. schmoren lassen
- Zum Schluss etwas Milch dazugießen

Dazu passen Kartoffelpüree oder Salzkartoffeln.

9 Fettpunkte / pro Person

Labskaus 2 Personen

(Norddeutsche Spezialität)

400 g	Kartoffeln	
100 g	Corned Beef (Aufschnitt)	6 Fettpunkte
1	kl. Zwiebel	
1 TL	Öl	5 Fettpunkte
2	Eier	14 Fettpunkte
100 g	Rote Beete	
100 g	saure Gurken	

25 Fettpunkte

Zubereitung:

• Kartoffeln schälen und garkochen
• Zwiebel schälen und ganz fein schneiden
• Dann fettfrei anbraten
• Die Kartoffeln mit dem Corned Beef und der ange-
  dünsteten Zwiebel zu einem feinen Brei verarbeiten
• Die Eier mit einem TL Öl als Spiegelei braten
• Kartoffelmischung auf einen Teller geben
• Das Spiegelei daneben legen
• Gewürzgurke und Rote Beete daneben legen

12,5 Fettpunkte / pro Person

Magere Frikadellen

(4 Personen)

- 400 g Hähnchenbrust
- In einer Moulinette oder ähnlichem Gerät das Geflügelfleisch klein hacken (wie Rinderhackfleisch)
- 250 g Magerquark 0,2 % Fett dazugeben
- Pfeffer, Salz und klein gehackte Zwiebeln dazu
- Alles gut vermengen
- Runde Frikadellen daraus formen
- In einer beschichteten Pfanne in Wasser braten, bis sie gar und braun sind

2 Fettpunkte / pro Person

Porree-Salat

2	Porreestangen in dünne Ringe schneiden
300 g	Quarkjoghurtcreme 0,2 %
1 Dose	Ananas in Stücken
1 - 2	Äpfel in Stücke geschnitten

Zubereitung:
- Porree in dünne Ringe schneiden
- Quarkjoghurtcreme und etwas Ananassaft verrühren
- Porreeringe und Apfelstücke unterrühren
- Wenn gewünscht evtl. süß abschmecken

0,5 Fettpunkte

Reissalat

(10 Personen)

500 g	Reis
1	Zwiebel
285 g	Mais
285 g	Erbsen und Möhren
150 g	Magerjoghurt 0,1 %
340 g	Ananas aus der Dose
300 g	Thunfisch in eigenem Saft
500 g	Miracle Whip 4,9 % Fett
	Salz und Pfeffer

Zubereitung:

- Reis garkochen und abkühlen lassen
- Zwiebel klein hacken
- Aus Joghurt, Miracle Whip, dem Thunfischsaft und etwas Saft der Ananas eine Soße herstellen und mit Pfeffer und Salz abschmecken
- Die klein gehackte Zwiebel, den Mais, die Erbsen und Möhren, die Ananasstücke und den Thunfisch unterrühren
- Mindestens 30 Min. ziehen lassen

1,8 Fettpunkte / pro 100 g

Pizza

(4 Personen)

Teig:

300 g	Mehl	3 Fettpunkte
½ Pkt	Trockenhefe	0,5 Fettpunkte
½ TL	Salz	
¼ - ½ l	warmes Wasser	

Belag:

400 g	Tomaten aus der Dose	
	Salz, Basilikum, Oregano, Thymian	
200 g	Champignons	
200 g	Paprika	
200 g	Zwiebeln	
200 g	Käse, gestiftelt 16 %	16 Fettpunkte
150 g	gekochter Schinken	4,5 Fettpunkte

24 Fettpunkte

Zubereitung:

- Aus Mehl, Hefe, Salz und Wasser einen Teig herstellen und gut durchkneten
- In einer zugedeckten Schüssel an einem warmen Ort ca. 1 Stunde gehen lassen
- Den Teig auf einem Backblech (auf Backpapier) ausrollen
- Tomaten pürieren und mit Salz und Kräutern würzen
- Teig damit bestreichen und den Käse darüber streuen
- Mit Champignons, dem anderen Gemüse und dem Schinken belegen
- Bei 180°C 20 Min. backen

6 Fettpunkte / pro Person

Schnitzel mal anders

(4 Personen)

4	Schnitzel à 125 g	9,5 Fettpunkte
	Salz und Pfeffer	
4	Tomaten	
	Majoran	
150 g	gestiftelter Gouda Käse 16 % Fett	24,0 Fettpunkte
1 TL	Halbfettmargarine	2,0 Fettpunkte

35,5 Fettpunkte

Zubereitung:

- Schnitzel würzen und in eine mit der Halbfettmargarine eingefettete Form legen
- Tomaten in Scheiben schneiden und auf das Fleisch legen
- Mit Majoran bestreuen
- Den Käse darüberstreuen und in der geschlossenen Form bei 180°C 20 - 30 Min. garen

8,9 Fettpunkte / pro Person

Schweinegulasch mit Sauerkraut

(2 Personen)

300 g	Schweinefilet	6 Fettpunkte
1 EL	Öl	15 Fettpunkte
100 g	Porreeringe	
250 g	Sauerkraut	
1/8 l	Fleischbrühe	
	Salz	
1 TL	Paprikapulver	
2 EL	saure Sahne 10 %	3 Fettpunkte
1 EL	Schnittlauch	

24 Fettpunkte

Zubereitung:

- Fleisch in 1 cm große Würfel schneiden
- Im Topf mit dem Öl anbraten
- Porree untermischen und kurz mitbraten
- Sauerkraut mit der Fleischbrühe dazugeben
- Mit Salz und Paprika würzen und zugedeckt bei schwacher Hitze ca. 8 Min. schmoren
- Nochmals mit Salz und Paprika abschmecken
- Saure Sahne mit dem Schnittlauch verrühren
- Gulasch auf Teller verteilen und mit saurer Sahne garnieren

Dazu passen Brot oder Kartoffeln.

12 Fettpunkte / pro Person

Röstkartoffeln mit Ei

(1 Person)

300 g	Kartoffeln	
1 TL	Öl	5 Fettpunkte
1	Ei	7 Fettpunkte
	Salz und Pfeffer	
2 TL	Schnittlauchröllchen	
2	Tomaten	
200 g	Gewürzgurken	

12 Fettpunkte

Zubereitung:

- Kartoffeln in der Schale kochen, abpellen und in Scheiben schneiden
- Öl in die Pfanne geben und die Kartoffeln darin braten
- In derselben Pfanne ein Ei braten und es mit Salz, Pfeffer und Schnittlauch würzen
- Tomaten in Spalten schneiden und mit den Gurken auf den Kartoffeln anrichten

12 Fettpunkte

Seemannsspieße

(4 Personen)

12	Fischstäbchen	19,5 Fettpunkte
8	kleine Gewürzgurken	
100 g	magerer Schinken 3 % im Stück	3,0 Fettpunkte
2	rote Paprika	

———————————

22,5 Fettpunkte

Zubereitung:

- Jedes Fischstäbchen in 3 gleiche Stücke schneiden
- Die Gewürzgurken in Scheiben schneiden
- Den Schinken in Würfel schneiden
- Die Paprika in gleich große Stücke schneiden
- Dann alle Zutaten abwechselnd auf Holzspieße stecken
- 2 - 3 Min. von jeder Seite unter den vorgeheizten Grill legen

5,6 Fettpunkte / pro Person

Susannes Kartoffelsalat

(4 Personen)

1 kg	festkochende Kartoffeln	
100 g	Mayonnaise ca. 5 % Fett	5,0 Fettpunkte
100 ml	Milch 0,1 % Fett	0,1 Fettpunkte
100 g	Schinkenwürfel 2 % Fett	2,0 Fettpunkte
100 g	saure Gurken (Glas)	

———————————

7,1 Fettpunkte

Zubereitung:

- Die Kartoffeln garkochen und abkühlen lassen, pellen und in gleich dicke Scheiben schneiden
- Mayonnaise und Milch verrühren
- Schinkenwürfel fettfrei anbraten
- Gurken in kleine Stücke schneiden
- Alle Zutaten dann vermischen und 1 Stunde durchziehen lassen.
- Bei Bedarf nachwürzen

Anstatt Kartoffeln kann man auch Nudeln nehmen.

Toast auf französische Art

(6 Portionen)

12	Scheiben Baguettebrot (à 50 g)	6 Fettpunkte
6 TL	Quark 0,5 %	0,5 Fettpunkte
40 g	Marmelade	
4	Eiweiß geschlagen	4 Fettpunkte
100 ml	Milch 1,5 %	1,5 Fettpunkte
2 TL	Zucker	
1 TL	Öl	5 Fettpunkte
	Puderzucker nach Bedarf	

17 Fettpunkte

Zubereitung:

- 6 Baguettescheiben mit dem Quark bestreichen
- Die anderen Scheiben mit Marmelade bestreichen
- Dann eine mit Quark und eine mit Marmelade bestrichene Scheibe zusammenlegen
- Eiweiß, Milch und Zucker cremig schlagen
- Eine Teflonpfanne mit Öl auspinseln und heiß werden lassen
- Die Sandwiches von beiden Seiten in der Eiweißmasse wenden
- Auf jeder Seite 2 - 3 Min. goldbraun braten
- Eventuell mit Puderzucker bestäuben

2,8 Fettpunkte / pro Person

Biermarinade

1 Tasse	Bier
2 El	brauner Zucker
1 El	Worcester Sauce
2 Tl	Chilipulver
1	Knoblauchzehe

Zubereitung:

- Alle Zutaten in einem verschließbaren Behälter vermischen
- Danach das Fleisch in die Marinade legen und im Kühlschrank zwischen 6 und 24 Stunden ziehen lassen

0 Fettpunkte

Soße für jedes Fleisch

Zwiebeln
Ketchup (eventuell light)
Salz, Pfeffer, Curry
Cola light

Zubereitung:

- Zwiebeln nach Wunsch zerkleinern, in etwas Wasser bräunen, Ketchup zugeben und mit Salz, Pfeffer und Curry würzen
- Am Schluss mit Cola light verlängern, bis die gewünschte Konsistenz erreicht ist

Bratensoße

Zwiebeln
Gemüsebrühe
saure Sahne (10 % Fett)
Kartoffelmehl
Salz und Pfeffer

Zubereitung:

- Zwiebeln in etwas Gemüsebrühe anbräunen
- Brühe und saure Sahne dazugeben
- Abschmecken mit Pfeffer und Salz
- Mit Kartoffelmehl andicken
- Je nach Geschmack eventuell Pilze vorher mit anbraten

Aioli light (Dip)

500 g	Miracle Wip 4,9 % Fett
250 g	Joghurt 0,1 % Fett
3	Knoblauchzehen
1 EL	Worcester Sauce

Zubereitung:
- Knoblauch zerpressen
- Alle Zutaten gut verrühren
- 4 Stunden ziehen lassen

Süß-saure Soße

250 ml	Gemüse-Garwasser oder Brühe
	Salz, Pfeffer, Curry
200 ml	Ananassaft
2-3 EL	Sojasoße
2-3 EL	Essig
	Zucker
	Stärkemehl zum Andicken

Zubereitung:
- Alle Zutaten außer Stärkemehl zu einer schmackhaften süß-sauren Soße verrühren
- Aufkochen lassen und mit Stärkemehl andicken

198

Kapernsoße

(4 Personen)

500 ml	Gemüse-Garwasser oder Brühe
200 ml	Crème fine
200 ml	Ananassaft
2 EL	Zitronensaft
	Salz, Pfeffer
60 g	Kapern
	Stärkemehl zum Andicken

Zubereitung:
- Alle Zutaten außer Stärkemehl und Kapern zu einer schmackhaften Soße verrühren
- Aufkochen lassen und mit Stärkemehl andicken
- Zum Schluss die Kapern zugeben

Fettarme Waffeln

60 g	Halbfettbutter
400 g	Mehl
1	Ei
2	Eiweiß
400 ml	Milch 0,1 %
100 g	Zucker
1	Vanillezucker
1	Backpulver

Zubereitung:

- Eiweiß steif schlagen
- Alle anderen Zutaten zusammen verrühren
- Das Eiweiß darunter heben
- Die Waffeln ausbacken

34,5 Fettpunkte / für die ganze Menge

Softeis

(3 bis 4 Personen)

300 g	tiefgefrorene Früchte
250 ml	Milch 0,1 % Fett
	etwas Süßstoff oder Zucker

Zubereitung:

- Die gefrorenen Früchte mit der Milch und dem Süßstoff (Zucker) in einem Mixgerät solange pürieren, bis ein feiner Brei daraus daraus geworden ist
- In diesem noch sehr kalten Zustand ist diese Masse Softeis
- Und nach 1 - 2 Stunden im Tiefkühlschrank ein festes Speiseeis

0 Fettpunkte

Bisquit Boden (12 Stück)

2	Eier
2	Eiweiß
110 g	Zucker
1	Vanillezucker
1	Prise Salz
4 EL	lauwarmes Wasser
80 g	Mehl
40 g	Speisestärke

Zubereitung:

- Alles Eiweiß steif schlagen
- 40 g Zucker dazu, 1 Min. weiterschlagen und kaltstellen
- Eigelb mit restlichem Zucker, Vanillezucker, Salz und 4 EL lauwarmem Wasser verrühren
- 6 Min. mit Mixer schlagen
- Backofen 175°C
- Eischnee auf die Eigelbmasse geben
- Mehl und Speisestärke darüber sieben
- Vorsichtig vermengen
- Form mit Backpapier belegen und Teig daraufgeben
- 25 Min. goldgelb backen
- 10 Min. abkühlen lassen

1,4 Fettpunkte / Stück

Apfelkuchen mit Quarkguss

(12 Stücke pro Kuchen)

Teig:

50 g	Speisestärke
100 g	Mehl
50 g	Zucker
1	Ei
75 g	Halbfettmargarine

Belag:

500 g	säuerliche Äpfel

Guss:

1	Eigelb
75 g	Zucker
250 g	Speisequark 0,5 % Fett
20 g	Speisestärke
1 TL	Zitronenschale
1 EL	Zitronensaft
2	Eiweiß

Zubereitung:

- Speisestärke, Ei, Zucker und Margarine mit dem Mixer verkneten und 30 Min. kalt stellen
- Äpfel schälen und in Spalten schneiden
- 2/3 des Teiges in einer Springform auslegen
- Restlichen Teig an den Rand der Form drücken. Apfelspalten auf dem Teig verteilen
- Für den Quarkguss Eigelb, Speisequark, Zucker, Speisestärke, Zitronenschale und Zitronensaft verrühren
- Eiweiß steif schlagen und unter die Quarkmasse heben

- Guss über die Apfelspalten gießen
- Im vorgeheizten Backofen bei 175°C – 200°C (Gas Stufe 2 – 3) 40 < 50 Min. backen

3,7 Fettpunkte

Hefeteig Grundrezept

(Blech mit 24 Stücken)

500 g	Mehl	5 Fettpunkte
½ TL	Salz	
30 g	Zucker	
1	Trockenhefe	
250 ml	Milch 0,1 % Fett (evtl. etwas mehr)	
1	Ei...	7 Fettpunkte
50 g	Halbfettmargarine.......................	20 Fettpunkte

32 Fettpunkte

Zubereitung:

- Die Halbfettmargarine erwärmen
- Alle anderen Zutaten dazugeben, mit dem Mixer gut verrühren und an einem warmen Ort 45 Min. gehen lassen
- Nochmals gut durchkneten und auf dem Backblech ausrollen
- Nochmals 30 Min. gehen lassen
- Dann mit dem gewünschten Obst belegen
- Bei 180°C im vorgeheizten Backofen ca. 40 Min. backen

1,4 Fettpunkte / pro Stück

203

Joghurt-Mocca-Torte

(12 Stück)

600 g	Joghurt 1,5 % Fett	9 Fettpunkte
2 TL	Instantkaffee	
1 TL	Kakaopulver	
4	Eiweiß	
	Süßstoff	
8	Zwieback	8 Fettpunkte
6 Blatt	weiße Gelantine	

_____

17 Fettpunkte

Zubereitung:

* Joghurt, Kaffee, Kakaopulver und Süßstoff schlagen
* Gelantine einweichen und dann in die Masse geben
* Eiweiß steif schlagen und ebenfalls unter die Masse heben
* Eine Springform mit Alufolie auslegen, mit Zwieback belegen
* Dann die Joghurtmasse darauf geben

1,4 Fettpunkte / pro Stück

Glühwein

2 Beutel Glühweinfix

4 Beutel Früchtetee

1 Stange Zimt

½   Zitrone (den Saft davon)

        etwas abgeriebene Orangenschale

1 l   kochendes Wasser

        Süßstoff

        Rum Aroma

Zubereitung:

- Alle Zutaten mit kochendem Wasser überbrühen
- 10 Min. ziehen lassen und Teebeutel und Gewürze entfernen

Mineralwasser aromatisiert

1 l   Mineralwasser

1 Strauß frisches Gewürz nach Geschmack, z. B. Pfefferminze, Zitronenmelisse, Waldmeister, Fruchtsalbei o. ä.

Zubereitung:

- Gewürzstrauß für ca. 10 Min. in das Mineralwasser geben
- Man sollte Waldmeister auf keinen Fall länger im Wasser lassen, da dieser dann anfängt Bitterstoffe abzugeben

ACE Saft

1	Banane
1	Apfel
1	Möhre
2	kernlose Apfelsinen
1	Zitronensaft
700 ml	kaltes Wasser

Zubereitung:

- Das kleingeschnittene Obst pürieren und mit Wasser auffüllen

Gemüsesaft

300 ml	kaltes Wasser
3	Tomaten
½	rote Paprika
150 g	Gurke
2 TL	Kräutersalz

Zubereitung:

- Das Gemüse pürieren, mit Wasser auffüllen und mit Kräutersalz abschmecken

Erdbeer-Apfelschorle

200 g   Erdbeeren
           Streusüße
           Zitronensaft
500 ml   Apfelschorle

Zubereitung:
- Erdbeeren mit Streusüße pürieren, Apfelschorle zugeben und mit Zitronensaft abschmecken

Kaffee-Joghurt-Shake

250 g   Naturjoghurt 0,1 %
750 g   kalter Kaffee
           flüssiger Süßstoff
300 g   Crash-Eis

Zubereitung:
- Joghurt und Kaffee mit Süßstoff verrühren
- Crash-Eis zugeben und sofort servieren

Kräuter Kefir

150 ml   Kefir
150 ml   frisch gepresster Orangensaft
           Honig
           frische Kräuter nach Geschmack

Zubereitung:

- Kräuter, z. B. Basilikum, Petersilie, Pfefferminze o. ä. fein hacken
- Kefir und Orangensaft mit den Kräutern gut verrühren
- Mit Honig abschmecken

Milchshake

100 ml   Milch 0,3 %
            Obst nach Geschmack
            Vanille Aroma

Zubereitung:

- Obst der Saison pürieren und mit der Milch im Mixer gut aufschäumen
- Mit Vanille-Aroma abschmecken